Ayman Balla Mustafa

Diretrizes práticas para a avaliação nutricional

Ayman Balla Mustafa

Diretrizes práticas para a avaliação nutricional

Noções básicas de avaliação nutricional

ScienciaScripts

Cover image: www.ingimage.com

This book is a translation from the original published under ISBN 978-620-8-06353-5.

Publisher:
Sciencia Scripts
is a trademark of
Dodo Books Indian Ocean Ltd. and OmniScriptum S.R.L publishing group

120 High Road, East Finchley, London, N2 9ED, United Kingdom
Str. Armeneasca 28/1, office 1, Chisinau MD-2012, Republic of Moldova, Europe
Printed at: see last page
ISBN: 978-620-8-24282-4

Prefácio

É para mim uma honra e uma alegria escrever este breve livro para responder à procura de um curso prático sobre a avaliação nutricional para todos os estudantes dos departamentos de dietética, nutrição clínica e ciências da nutrição das universidades, instituições de saúde e centros de investigação. O objetivo do livro é dar aos estudantes acesso a sistemas e procedimentos de avaliação, referências internacionais e valores de referência para determinar o estado nutricional de um indivíduo e de uma população. Incluí alguns exemplos porque, na minha opinião, são uma componente crucial da avaliação nutricional num contexto clínico ou durante um inquérito de campo. Este livro é constituído por cinco capítulos: capítulo 1: métodos de avaliação nutricional, capítulo 2: avaliação nutricional em pediatria, capítulo 3: avaliação nutricional em adultos, capítulo 4: rastreio nutricional e capítulo 5: métodos dietéticos e estimativa das necessidades em nutrientes.

Espero que os estudantes, dietistas e investigadores de dietética e nutrição considerem este livro interessante e encontrem valor na sua informação. Além disso, espero que o trabalho atual desperte o interesse de pessoas que procuram aumentar os seus conhecimentos e experiência prática na avaliação e vigilância nutricional.

Índice

Capítulo 1 3
Capítulo 2 11
Capítulo 3 31
Capítulo 4 53
Capítulo 5 61

1. Antecedentes

Um número crescente de pessoas, incluindo indivíduos, profissionais das ciências da saúde, estudantes e investigadores, interessa-se pela nutrição. Desde a conceção até ao fim da vida, a nutrição é a base do bem-estar. Uma boa alimentação prepara o organismo para crescer e desenvolver-se ao máximo durante toda a vida. Uma dieta saudável estabelece as bases para o sucesso da aprendizagem na sala de aula e actua como treino para uma vida adulta frutuosa. Um sistema imunitário forte é necessário para combater infecções e doenças ao longo de todo o ciclo de vida. Enquanto a má nutrição se esforça por desenvolver e sustentar o corpo em areias movediças, a boa nutrição constrói e mantém o corpo sobre a rocha, enquanto a má nutrição constrói e tenta manter o corpo em areias movediças.

Uma das despesas mais eficazes em termos de custos para melhorar os resultados de saúde e reduzir as despesas de saúde é a melhoria do estado nutricional de um indivíduo, mas há pouca investigação sobre a forma como a nutrição afecta estes resultados e custos. Para colmatar as lacunas e dar prioridade às actividades mais eficazes para melhorar os resultados e reduzir os custos, será necessário quantificar as necessidades nutricionais da população através de uma investigação de alta qualidade, baseada em provas, e de uma revolução dos dados. Será necessário que os académicos se concentrem em duas grandes ideias. Em primeiro lugar, devem determinar o que conta como um indicador exato do estado nutricional existente e em melhoria, tendo em conta que alguns resultados são óbvios, enquanto outros o são menos. Em segundo lugar, terão de identificar o que estamos a contar como métricas de melhoria do estado de nutrição que não têm sensibilidade suficiente para medir as mudanças. Enquanto estudante de ciências da saúde, tem a oportunidade de participar em investigação relacionada com a saúde e a nutrição, ajudando a quantificar as necessidades nutricionais das comunidades e a criar ferramentas de medição para realçar a importância da nutrição. Como estrelas em ascensão nas ciências da saúde, têm a obrigação adicional de explicar a importância da nutrição, conforme determinado por investigação de alto nível, sendo os resultados deste estudo utilizados para definir áreas prioritárias, estabelecer objectivos e estratégias de mudança.

1.2 Métodos de avaliação nutricional

São utilizados quatro métodos diferentes para recolher dados utilizados na avaliação do estado nutricional de uma pessoa: antropométrico, bioquímico ou laboratorial, clínico e dietético. A mnemónica "ABCD" pode ser útil para os alunos se lembrarem destes quatro métodos diferentes.

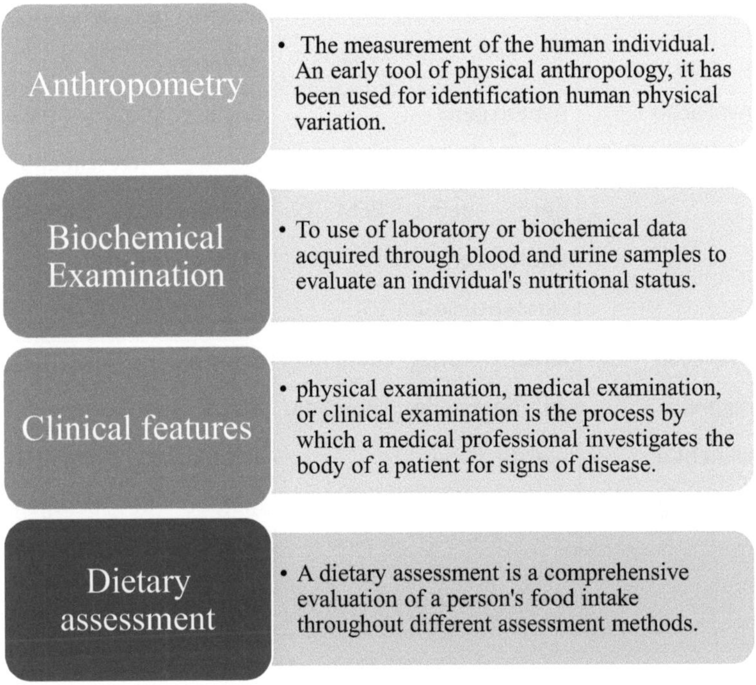

Anthropometry

- The measurement of the human individual. An early tool of physical anthropology, it has been used for identification human physical variation.

Biochemical Examination

- To use of laboratory or biochemical data acquired through blood and urine samples to evaluate an individual's nutritional status.

Clinical features

- physical examination, medical examination, or clinical examination is the process by which a medical professional investigates the body of a patient for signs of disease.

Dietary assessment

- A dietary assessment is a comprehensive evaluation of a person's food intake throughout different assessment methods.

Quadro 1.1: Avaliação nutricional do indivíduo e da população.

Categoria	Individual	População
Medição antropométrica	Peso, altura, IMC, circunferência da cintura, circunferência da anca, RCQ, MUAC, LBM, teor de gordura.	Média de todos: Peso, Altura, IMC. Circunferência da cintura, circunferência da anca, RCQ, MUAC, LBM, teor de gordura.
Exames bioquímicos	Hemograma, HbA1C, perfil lipídico, etc.	Rastreio de base populacional, como IDD, deficiência de Vit-D,

		anemia por deficiência de ferro.
Avaliação clínica e física	Aspeto geral Caraterísticas de perda de peso, edema, PEM ou obesidade, saúde oral, caraterísticas do TGI.	Bócio endémico, atraso de crescimento, gastroenterite, diarreia, PEM, obesidade.
Avaliação do regime alimentar	QFA, historial alimentar, 24 horas de chamada, registo diário.	Balanço alimentar, dados de mercado, inventário alimentar, método de pesagem dietética, inquérito dietético à população.

1.3 Antropometria

Tem um interesse considerável para os cientistas e para o público e é um complemento valioso na avaliação do estado nutricional. As preocupações com as implicações sociais e sanitárias do excesso de peso e da obesidade levaram muitas pessoas a questionar a adequação do seu peso, da sua composição corporal e da sua imagem corporal.

A antropometria é a medição do tamanho, peso e proporções do corpo. 1-3 As medidas obtidas através da antropometria podem ser indicadores sensíveis de saúde, desenvolvimento e crescimento em bebés e crianças.

As medidas antropométricas podem ser utilizadas para avaliar o estado nutricional, quer se trate de obesidade causada por excesso de nutrição ou de emaciação resultante de desnutrição proteico-energética. São valiosas para monitorizar os efeitos da intervenção nutricional em caso de doença, traumatismo, cirurgia ou desnutrição. A antropometria também é considerada o método de eleição para estimar a composição corporal num contexto clínico.

Quadro 1.2: Medidas antropométricas de diferentes grupos etários

Medições	0-2 meses	2-24 meses	24-48 meses	4-8 anos	8 anos ou mais
Perímetro da cabeça	X	X			
Peso	X	X	X	X	X
Comprimento da coxa					X
Circunferência da barriga da perna					X
Comprimento reclinado	X	X	X		
Altura de pé					X
Comprimento do braço		X	X	X	X
Circunferência do braço		X	X	X	X

Circunferência da cintura			X	X	X
Circunferência da coxa					X
Dobra cutânea tricipital		X	X	X	X
Dobra cutânea subescapular		X	X	X	X

1.4 Exames bioquímicos

Os índices bioquímicos que são frequentemente utilizados para avaliar o estado nutricional em todos os contextos de prestação de cuidados. Embora alguns destes testes possam ser úteis, cada teste laboratorial acarreta um risco para o doente ou cliente (devido à picada de agulha, impacto psicológico relacionado com a preocupação com os resultados) e aumenta o custo dos cuidados prestados. Além disso, muitos destes testes não foram adequadamente validados como marcadores do estado nutricional e devem ser utilizados com precaução. Por exemplo, os níveis das proteínas séricas de transporte hepático, nomeadamente a albumina sérica e a pré-albumina (transtirretina), são frequentemente utilizados como medidas do estado das proteínas viscerais nos cuidados intensivos. Este conceito não é apoiado quando avaliado criticamente.

Outros testes bioquímicos têm-se revelado úteis na avaliação do estado nutricional, dependendo do contexto dos cuidados. A hemoglobina glicosilada (Hgb A1c) fornece uma estimativa do controlo da glicose nos últimos 60 a 90 dias e é útil em cuidados ambulatórios ou de longa duração. As alterações recentes nas recomendações para a ingestão de vitamina D em bebés e crianças basearam-se na avaliação dos níveis séricos de vitamina D. Existem algumas recomendações específicas para testes bioquímicos. A avaliação nutricional de doentes com doença renal crónica deve incluir a avaliação dos níveis séricos de azoto ureico no sangue (BUN), creatinina, fósforo e potássio, juntamente com o cálculo da taxa de filtração glomerular (TFG).

1.5 Avaliação clínica

O exame clínico e físico começa com uma avaliação do aspeto geral. A documentação da história inicial e das informações do exame físico deve seguir um formato muito coerente para que nada seja esquecido. "Resultados de uma avaliação dos sistemas corporais, perda de massa muscular e de gordura subcutânea, saúde oral, capacidade de sugar/engolir/respirar, apetite e afeto" (The American Dietetic Association 2011).

Embora as competências de avaliação física sejam uma competência de nível de entrada exigida, é frequente confiar em terceiros para obter os resultados da avaliação física. É importante que o nutricionista compreenda o objetivo de cada componente do exame físico. Por exemplo, a presença ou ausência de ruídos intestinais é essencial para a avaliação pós-operatória da função gastrointestinal.

1.6 Avaliação da ingestão alimentar

Trata-se de avaliar a ingestão de alimentos e nutrição em todos os contextos de prestação de cuidados. Em ambientes de cuidados agudos, são por vezes pedidas contagens de calorias. A contagem típica de calorias inclui o registo de todos os alimentos e bebidas consumidos pelo doente num determinado período de tempo, normalmente 24 a 72 horas. As contagens de calorias estão repletas de erros e só raramente são exactas. O pessoal ocupado pode esquecer-se de registar a ingestão ou não ter recebido formação suficiente, causando assim erros na estimativa do tamanho das porções. Os alimentos e bebidas trazidos de casa não são frequentemente registados. Por estas razões, a maioria dos estabelecimentos já não efectua contagens de calorias. Um historial alimentar obtido por um dietista forneceria muito provavelmente informações mais fiáveis do que uma contagem de calorias registada por pessoal sem formação e ocupado.

Por exemplo, o doente ou cliente pode ter uma visão distorcida do tamanho das porções ou pode querer agradar ao entrevistador, comunicando um consumo muito diferente do consumo real, de modo a corresponder melhor à perceção de uma dieta normal ou boa. Por conseguinte, sempre que possível, deve ser utilizado mais do que um método para recolher e comparar dados que permitam o cruzamento e a verificação. A informação deve ser avaliada no contexto de outros dados recolhidos. Por exemplo, os relatórios que sugerem uma ingestão muito baixa podem ser questionados se o doente ou cliente tiver um excesso de peso significativo e não tiver perdido peso. Por outro lado, os relatórios que sugerem uma ingestão excessiva podem necessitar de uma reavaliação se a informação não corresponder a outra informação de avaliação que indique uma perda de peso.

Capítulo 2

Avaliação nutricional de pacientes pediátricos

A avaliação do estado nutricional é o primeiro passo na avaliação de todas as crianças cujo crescimento difere da norma e deve ser parte integrante da avaliação e gestão de todas as crianças com doença aguda e crónica. Durante um internamento hospitalar prolongado, podem ocorrer distúrbios nutricionais, particularmente quando a ingestão oral é suspensa ou limitada. Nesta secção, serão apresentados os métodos de avaliação nutricional e a sua aplicação prática. Para a maioria dos doentes, a história alimentar, o exame físico e as alterações longitudinais da altura, do peso e do índice de massa corporal são suficientes para avaliar o estado nutricional.

2.1 História da criança

Avaliação pela história Como não se pode presumir que todas as crianças se alimentam normalmente, é importante uma história detalhada da dieta. As crianças que seguem uma dieta vegetariana estrita podem ingerir quantidades inadequadas de proteínas, vitamina B12, ferro ou piridoxina se as suas refeições não forem devidamente planeadas. Os adolescentes saltam frequentemente refeições e as crianças atletas podem não ingerir calorias adequadas ou podem envolver-se em dietas da moda associadas a alguns desportos. As crianças mais velhas e os adolescentes podem tentar perder peso por inanição, ou podem desenvolver anorexia nervosa ou bulimia. Por outro lado, as crianças podem estar a petiscar continuamente e a ingerir grandes quantidades de bebidas com açúcar e ter um comportamento sedentário, o que conduz à obesidade.

2.2 Avaliação clínica

Avaliação clínica A inspeção cuidadosa do doente continua a ser um método válido de avaliação nutricional. A atual epidemia de obesidade infantil começou a distorcer a perceção do que é a aparência normal das crianças. Também é difícil distinguir a perda de peso do atraso de crescimento na criança pequena. A obesidade e a emaciação não são necessariamente óbvias e precisam de ser confirmadas por gráficos de referência de peso por altura ou de IMC. A observação é um teste de rastreio útil para detetar alterações grosseiras na composição corporal, podendo ser detectados edema, desidratação, excesso ou insuficiência de gordura subcutânea e aumento ou diminuição da massa muscular.

Tabela 2.1: Sinais e sintomas de deficiência ou excesso de vitaminas

Vitamina	Deficiência	Excesso
A	Cegueira nocturna, xeroftamia, queratomalácia, hiperqueratose folicular	Pele escamosa, dor óssea, pseudo-tumor cerebral, hepatomegalia
C	Escorbuto, hemorragia capilar da gengiva, pele, osso, má cicatrização de feridas	Deficiência de "ricochete" após ingestão elevada
D	Raquitismo, Osteomalácia	Prisão de ventre, cálculos renais, miosite ossificante, hipercalcemia
E	Hemólise (em bebés prematuros), neuropatia periférica	Suprime a resposta hematológica ao ferro na anemia

K	Hematomas, hemorragias	Icterícia
Tiamina	Beribéri; cardiomiopatia, neuropatia periférica e encefalopatia	Nenhum conhecido
Riboflavina	Queilose, glossite, estomatite angular	Nenhum conhecido
Niacina	Pelagra; demência, diarreia e dermatite	Lavagem
Piridoxina	Convulsões, anemia, irritabilidade	Neuropatia
Biotina	Dermatite, alopécia, dores musculares	Nenhum conhecido
Folato	Anemia macrocítica, estomatite parestésica, glossite, neuropatia, defeitos do tubo neural do feto	Mascaramento dos sintomas de deficiência de vitaminas B_{12} em doentes com anemia perniciosa
B_{12}	Anemia megaloblástica, neuropatia, parestesia, glossite	Nenhum conhecido

Tabela 2.2: Sinais e sintomas de deficiência ou excesso de minerais

Mineral	Deficiência	Excesso
Alumínio	Nenhum conhecido	Perturbação do Sistema Nervoso Central
Boro	Anomalias de calcificação	Nenhum conhecido
Cálcio	Osteomalácia, tetania	Prisão de ventre, bloqueio cardíaco, vómitos
Cloreto	Alcalose	Acidose
Crómio	Diabetes (em animais)	Nenhum conhecido
Cobalto	Deficiência de vitamina B_{12}	Cardiomiopatia
Cobre	Anemia, Neutropenia, Osteoporose, Neuropatia, Despigmentação do cabelo e da pele	Cirrose, Efeito no Sistema Nervoso Central, Nefropatia de Fanconi, Pigmentação da Córnea
Fluoreto	Cáries dentárias	Fluorose
Iodo	Bócio, Cretinismo	Bócio
Ferro	Anemia, anomalias comportamentais	Hemossiderose
Chumbo	Nenhum conhecido	Encefalopatia, Neuropatia, Glóbulos vermelhos com manchas

Magnésio	Hipocalcemia, Hipocalemia, Tremor, Fraqueza, Arritmia	Fraqueza, Sedação, Hipotensão, Náuseas, Vómitos
Molibdénio	Atraso de crescimento (em animais)	Nenhum conhecido
Fósforo	Raquitismo, Neuropatia	Deficiência de cálcio
Potássio	Fraqueza muscular, anomalias cardíacas	Bloqueio cardíaco
Selénio	Cardiomiopatia, Anemia, Miosite	Alterações nas unhas e no cabelo, odor a alho
Sódio	Hipotensão	Edema
Enxofre	Falha de crescimento	Nenhum conhecido
Zinco	Insuficiência de crescimento, Dermatite Hipogeusia, Hipogonadismo, Alopécia, Cicatrização de feridas prejudicada	Gastroenterite

2.3 Antropometria

As medições antropométricas podem avaliar o crescimento de forma transversal ou longitudinal. Se as crianças forem medidas uma vez, o seu estado de crescimento para a idade pode ser avaliado comparando esta medida com o gráfico de referência apropriado. Se as crianças forem medidas mais do que uma vez, obtêm-se dados sobre a velocidade de crescimento que podem ser mais valiosos, porque reflectem a mudança. Os intervalos entre medições que são necessários para desenvolver dados incrementais significativos estão listados na tabela abaixo e no gráfico de crescimento em anexo.

Tabela 2.3: Intervalos de tempo mínimos para detetar alterações no crescimento

Medição	Intervalos
Peso	7 dias
Comprimento	4 semanas
Estatura	8 semanas
Perímetro da cabeça	7 dias, (bebés) 4 semanas até aos 4 anos de idade
Circunferência média do braço	4 semanas

a. Comprimento ou estatura

O comprimento ou estatura é o indicador mais útil do estado de crescimento. Infelizmente, em bebés e crianças pequenas, é também a medida mais difícil de obter com exatidão. Nos bebés e crianças com menos de 2 anos, mede-se o comprimento em decúbito dorsal. A estatura, ou altura em pé, é medida em crianças com mais de 2 anos.

b. Peso

Existem vários tipos de aparelhos para medir o peso corporal, tais como balanças para bebés, balanças de equilíbrio de feixes e balanças de leitura. O tipo utilizado deve ser calibrado regularmente para manter a exatidão.

c. Peso para a altura

O rácio entre o peso real e o peso ideal para a altura (geralmente referido como peso para a altura) pode ser utilizado para diferenciar o crescimento atrofiado do definhamento e é independente da idade. O atraso de crescimento é frequentemente constitucional, mas pode ser causado por anomalias genéticas ou endócrinas, bem como por doença crónica e/ou malnutrição crónica. O resultado é uma criança pequena para a idade, mas com um peso corporal proporcional ao comprimento.

d. IMC

O índice de massa corporal (peso/altura^2) é o melhor indicador antropométrico da adiposidade em crianças e adolescentes. Para calcular o IMC, divide-se o peso em kg pelo quadrado da altura em metros (kg/m^2). O IMC é um instrumento importante para determinar o excesso de peso nas crianças. Por consenso, qualquer criança com IMC superior ao percentil 85th tem "excesso de peso" e qualquer criança com IMC superior ao percentil 95th é considerada "obesa".

e. Circunferência da cabeça

O perímetro cefálico é uma medida útil até aproximadamente aos 3 anos de idade, altura em que o crescimento da cabeça abranda. Deve ser medido com uma fita métrica estreita e não extensível. Para obter uma medição exacta, a fita deve atravessar a testa imediatamente acima das cristas supra-orbitais, passando à volta da cabeça ao mesmo nível em ambos os lados até ao occipital. Em seguida, desloca-se ligeiramente para cima ou para baixo para obter a circunferência máxima.

f. Circunferência do meio do braço

O perímetro do braço é um indicador do crescimento muscular em todas as idades. Por convenção, mede-se geralmente o braço esquerdo. A fita a utilizar deve ser a mesma que a utilizada para medir o perímetro cefálico. Marca-se um ponto a meio caminho entre o acrómio (ombro) e o olécrano (cotovelo) no eixo vertical do braço, com o braço dobrado em ângulo reto e entre a superfície lateral e medial do braço. A criança deve então ficar de pé ou sentar-se com o braço solto ao lado do corpo. A fita é passada à volta do braço no nível marcado e é apertada de modo a tocar a pele, mas sem a comprimir, nem alterar o contorno do braço.

g. Rácio entre a circunferência do meio do braço e a circunferência da cabeça

O rácio entre o perímetro do braço e o perímetro cefálico foi desenvolvido como um método para estimar o estado nutricional quando não se dispõe de um aparelho adequado para medir o peso ou a altura, embora tal seja raramente o caso na prática clínica atual. O perímetro do braço é substancialmente influenciado pela gordura subcutânea e, por conseguinte, flutua com o peso corporal total. O perímetro cefálico num lactente e numa criança pequena é paralelo ao crescimento linear da criança.

h. Medições das dobras de gordura

O método mais frequentemente utilizado para estimar a gordura corporal no doente hospitalizado é a medição da dobra de gordura da pele. Este método é limitado devido a 2 pressupostos: (1) que o manto de gordura subcutânea reflecte a quantidade total de gordura no corpo; e (2) que os locais de medição selecionados representam a espessura média de todo o manto.

i. Perímetro médio-superior do braço (MUAC):

Reflecte o músculo/gordura, fácil de medir, utilizado para um rastreio rápido, independentemente da idade (6 meses - até 59 meses)

Quadro 2.4: Medidas do perímetro do braço

Cor	Estado	Padrão
Vermelho	Desnutrição aguda grave	MUAC < 11cm com edema picado
Amarelo	Desnutrição aguda moderada	MUAC ≥ 11cm e < 12 cm
Verde	Normal	MUAC ≥ 12 cm

Tabela 2.5: Equação das medições do joelho/calcanhar

Género	Padrão
Homem 6-18 anos	Estatura (cm) = (comprimento do joelho ao calcanhar* 22,2)+40,54
Feminino 6-18 anos	Estatura (cm) = (comprimento do joelho ao calcanhar* 2,51)+43,21

Quadro 2.6: Interpretação da relação peso/idade, altura/idade e peso/altura representados em gráficos normalizados.

Percentil	Interpretação
50	Média de idade
10 - 90	Saudável para a maioria dos pacientes pediátricos
3 -10 ou 90 -97	É necessária mais investigação
<3 ou >97	Não saudável até prova em contrário

Tabela 2.7: Interpretação do IMC-por-Idade representado nos gráficos de crescimento padrão do CDC.

Percentil	Interpretação
<5	Baixo peso
>= 5 e <85	Peso normal
>= 85 e <95	Em risco de excesso de peso
>=95	Excesso de peso

Tabela 2.8: Avaliação da Obesidade Pediátrica.

Estado	Interpretação
Obesidade:	IMC 95%-ile para a idade e o sexo
Excesso de peso:	IMC 85º - 94º %-ile para a idade e o sexo

2.4 Avaliação laboratorial

A avaliação laboratorial inicial do estado nutricional inclui a medição do estado hematológico e da nutrição proteica. A ausência de anemia pode não excluir deficiências nutricionais, como as deficiências de ferro, folato e vitamina B12. O tamanho dos glóbulos vermelhos é valioso no diagnóstico diferencial de anemias. A determinação das proteínas séricas totais só é interpretável se as globulinas puderem ser consideradas normais. A concentração de albumina é uma melhor medida da nutrição proteica do que a concentração de globulina sérica, porque a sua semi-vida biológica é mais curta. Os valores do estado proteico podem ou não refletir o grau de deficiência nutricional. Os ensaios de nutrientes específicos podem ser úteis na avaliação do estado nutricional de um indivíduo, mas a sua utilidade é limitada pela sua grande variação dentro de grupos normais e pela falta de disponibilidade fácil de muitos dos ensaios de vitaminas.

Tabela 2.9: Exames laboratoriais para efeitos de avaliação nutricional

Teste	Valor normal	Exceção
Sangue proteico		
Albumina sérica, g/dl	3.7 - 5.5	Bebé 2,9 - 5,5
Proteína de ligação ao retinol, mg/dl	1.3 - 9.9	Crianças < 9 anos, 1-7,8
Azoto ureico no sangue, mg/dl	7 - 22	
Proteína de ligação à tiroxina, mg/dl	20 - 50	
Transferrina, mg/dl	170 - 440	

Fibronectina, mg/dl	30 - 40	
pré-albumina, mg/dl	17 - 42	Bebé pré-termo, 4 - 14; bebé de termo, 4-20; 6 a 12 meses, criança de 8 a 24 anos; criança de 1 a 6 anos de 17 a 30 anos
Proteína, Urina		
Índice creatinina/altura	> 0.9	
3-metil-histidina, µmol/kg	3,2 ± 0,6 homens, 2,1 ± 0,4 mulheres, 4,2 ± 1,3 recém-nascidos	
3-metil-histidina, µmol/g	126 ± 32 homens, 92±23 mulheres	
Creatinina	253±78 neonato	
Hidroxiprolina	> 2	
Vitamina A		
Retinol plasmático, µg/dl	20 - 72	Bebé 13 - 50
Vitamina D		
25-OH-D, µg/l	2 - 30	
1-25-OH-D, µg/l	15 - 60	
Riboflavina		

Estimulação da glutatião redutase dos glóbulos vermelhos, %	> 20	
Vitamina B		
Transaminases dos glóbulos vermelhos, Fosfato de piridoxal no plasma, Excreção de ácido xanturénico	Viável e útil em todos os grupos etários, mas não está prontamente disponível e não é prático em crianças < 9 anos	
Ácido fólico		
Folato sérico	> 6	
Folato nos glóbulos vermelhos, ng/ml	> 160	

Quadro 2.10: Exame laboratorial de micronutrientes

Teste	Valor normal	Exceção
Vitamina K		
Tempo de protrombina, seg	11 - 15	11 - 15
Vitamina E		
Alfa-tocoferol plasmático, mg/dl	0.7 - 10	Bebé pré-termo, 0,5 - 3,5
Teste de hemólise dos glóbulos vermelhos, %	10	
Vitamina C		
Nível plasmático, mg/dl	0.2 - 2.0	

Nível de leucócitos, mg/100 células	Difícil de efetuar em crianças devido à necessidade de amostras	
Tiamina		
Transcetolase dos glóbulos vermelhos	> 15	
Vitamina B_{12}		
Vitamina B sérica$_{12}$, pg/ml	200 - 900	
Absorção	Excreção de mais de 7,5% da vitamina B rotulada ingerida$_{12}$	
Ferro		
Hematócrito, %	39	Neonato; 31 lactente, 33 criança e mulheres menstruadas , 36
Hemoglobina, g/dl	14	Recém-nascido; 11 lactente, 12 criança e mulheres menstruadas, 13
Ferritina sérica, ng/ml	> 15	Neonato, <60

Ferro sérico, µg/dl	> 60	Neonato, >30, lactente >40, criança <4 anos >50
Capacidade total de ligação do ferro no soro, µg/dl	350 - 400	
Saturação da transferrina sérica %	> 16	Lactente, >12, criança <9 anos >14 - 15
Transferrina sérica mg/dl	170 - 250	Neonato >80, bebé <75
Protoporfirina eritrocitária, µg/dl glóbulos vermelhos	> 70	

Quadro 2.11: Exame laboratorial de micronutrientes

Teste	Valor normal	Exceção
Zinco		
Nível sérico, µg/dl	60 - 120	
Nível de eritrócitos	Os eritrócitos contêm aproximadamente 10 vezes mais zinco do que o plasma	
Fósforo		
Fosfato sérico, mg/dl	2.9 - 5.6	Recém-nascido, 4,0 - 8,0; criança de 1 ano,

		3,8 - 6,2; criança de 2 a 5 anos, 3,5 - 6,8
Cálcio		
Cálcio total sérico, mg/dl	8.5 - 10.5	Bebé pré-termo 6-10; bebé de termo 7-12; criança 8 - 10,5
Cálcio ionizado sérico, mg/dl	4.48 - 4.92	
Magnésio		
Magnésio sérico, mEq/l	1.5 - 2.0	

Crescimento de recuperação no lactente e na criança de termo

As crianças que se encontram abaixo dos parâmetros normais de crescimento devido a subnutrição crónica ou a doença que afecta a sua ingestão e estado nutricional necessitam de calorias e proteínas adicionais para recuperar o crescimento. Durante esta fase de recuperação do crescimento, uma criança pode crescer a taxas muito acima do normal para a sua idade.

$$\text{Catch-up calories (kcal/kg)} = \frac{\text{EER* (kcal/kg) for weight age** x Ideal weight (kg)***}}{\text{Actual weight}}$$

Avaliação da malnutrição

Os critérios de Waterlow destinam-se a distinguir a desnutrição aguda (emaciação) da crónica (atraso de crescimento) em crianças de 1 a 3 anos de idade.

Problemas nutricionais agudos: *peso real ÷ 50th percentil de peso para a altura x100* ***Problemas nutricionais crónicos:*** *altura real ÷ 50th percentil de altura para a idade x100*

Quadro 2.12: Distinguir a malnutrição aguda (emaciação) da crónica (atraso de crescimento) nas crianças

Estado nutricional	Aguda	crónica
Fase 0 (NORMAL)	>90%	>90%
Fase 1 (LEVE)	81%-90%	90%-95%
Fase 2 (MODERADA)	70%-80%	85%-89%
Fase 3 (SEVER)	<70%	<85%

Velocidade de crescimento

Tabela 2.13: Velocidade normal de ganho de peso para crianças de 0 a 36 meses

Idade (mês)	Homem (g) dia	Fêmea (g) dia
1-3	31	24
3-6	20	20
6-9	25	15
9-12	12	11

12-15	8	8
15-36	6	6

Os bebés e as crianças com antecedentes de atraso de crescimento, que estão a recuperar o crescimento, podem apresentar um aumento de peso de 150-200% do normal.

Tabela 2.14: Velocidade normal de ganho de peso para crianças de 3 a 13 anos.

Idade (anos)	**(g)/mês**
3-7	38
7-9	56-62
9-11	66-77
11-13	85-110

Tabela 2.15: Velocidade de crescimento linear normal para crianças do nascimento aos 10 anos.

Idade	**Comprimento (cm/mês)**
Nascimento até 3 meses	2.6-3.5
3-6 meses	1.6-2.5
6-12 meses	1.2-1.7
1-3 anos	0.7-1.1

4-6 anos	0.5-0.8
7-10 anos	0.4-0.6

Bebés: Medir o comprimento semanal ou quinzenalmente. Crianças pequenas: Medir a altura mensalmente.

Formulário de avaliação antropométrica para Pediatria

Nome: ....

Idade : ....

Sexo : ....

Peso (kg) : ....

Altura (cm) : ....

MUAC (cm) : ....

C. do peito (cm) : ....

Cabeça C. (cm) : ....

TSF (cm): ....

AMC (cm): ....

WFA (Kg): ....

HFA (cm): ....

FML (Kg): ....

Rácio HC/CC: ....

Interpretação dos dados recebidos

....

....

....

....

....

....

....

....

Capítulo 3

Avaliação do estado nutricional do adulto

3.1 Medidas antropométricas:

Tabela 3.1: Estimativa da altura - Medição do joelho

Feminino	altura em cm = 84,88 - (0,24 × idade em anos) + (1,83 × altura do joelho em cm)
Masculino	altura em cm = 64,19 - (0,04 × idade em anos) + (2,02 × altura do joelho em cm)

Quadro 3.2: Peso: Índice de massa corporal (IMC) para adultos

IMC= (peso (kg)/altura (m) $)^2$

Quadro 3.3: Índice de massa corporal para > 65 anos

IMC (kg/m2)	Interpretação
≤ 24	Pode estar associado a problemas de saúde em alguns idosos
24 - 29	Peso saudável para a maioria dos idosos
≥ 29	Pode estar associado a problemas de saúde em alguns idosos

(Charney 2016)

Tabela 3.4: Índice de Massa Corporal (IMC) para 20 - 65 anos.

Classificação	IMC (kg/m2)	
	Principais pontos de corte	Pontos de corte adicionais
Baixo peso	<18.50	<18.50
Emagrecimento acentuado	<16.00	<16.00
Magreza moderada	16.00 - 16.99	16.00 - 16.99
Fragilidade ligeira	17.00 - 18.49	17.00 - 18.49
Gama normal	18.50 - 24.99	18.50 - 22.99
		23.00 - 24.99
Excesso de peso	≥25.00	≥25.00
Pré-obeso	25.00 - 29.99	25.00 - 27.49
		27.50 - 29.99
Obeso	≥30.00	≥30.00
Obeso classe I	30.00 - 34-99	30.00 - 32.49
		32.50 - 34.99
Obeso classe II	35.00 - 39.99	35.00 - 37.49
		37.50 - 39.99
Obeso classe III	≥40.00	≥40.00

Peso corporal ideal (IBW):

Foram utilizadas muitas equações para estimar o peso corporal desejável ou o peso corporal ideal, como as seguintes:

Equação 1. Método ASEPN.

Homem: $IBW = 22.5 \times height\ (m)2$
Feminino: $IBW = 20.5 \times height\ (m)2$

Equação 2. Método HAMWI para estimar o Peso Corporal Ideal em kg e metros.

Feminino	*45,5 kg por cada 1,52 m mais 0,9 por cada cm acima de 1,52 m*
Masculino	*48,1 kg por cada 1,52 m mais 1,1 por cada cm acima de 1,52 m*

Equação 3. Método de estimativa do peso corporal ideal:

Altura (em cm) – 100 = IBW

Equação 4. Método de estimativa rápida do peso corporal ideal:

Masculino	*106 lb (5 pés de altura) + cada polegada (+/-) (acima de 5 pés) × 6 lb*
Feminino	*100 lb (5 pés de altura) + cada pol. (+/-) (acima de 5 pés) × 5 lb*

Tabela 3.5: Estimativa do tamanho do quadro feminino.

Feminino	Altura < 155 cm	Altura 155-162 cm	Altura >162 cm
Pequeno	< 13,75 cm	< 15 cm	< 15,6 cm
Médio	13,75 - 14,37 cm	15 - 15,5 cm	15,6 - 16,25 cm
Grande	> 14,37 cm	> 15,62 cm	> 16,25 cm

Tabela 3.6: *Estimativa do tamanho do quadro masculino*

Masculino	Altura < 162 cm
Pequeno	13,75 - 16,25 cm
Médio	16.25 - 18.75
Grande	> 18,75 cm

Tabela 3.7: Ajustar o peso corporal para doentes com ascite ou edema:

Grau	Ascite	Edema
Mínimo	2,2 kg	1 kg
Moderado	6,0 kg	5 kg
Grave	14 kg	10 kg

Peso corporal ajustado (ABW) em kg:

Peso corporal efetivo (PCA)-PCI×0,25+PCI

Percentagem do peso corporal ideal (IBW) e do peso corporal habitual (UBW):

$$\text{IBW} = (current\ body\ weight)/(ideal\ body\ weight)\ \times 100$$

$$\text{UBW} = (current\ body\ weight)/(usual\ body\ weight)\ \times 100$$

Tabela 3.8: Avaliar o estado de nutrição através da percentagem de peso corporal ideal.

Índice	Défice ligeiro %	Défice moderado %	Défice grave %
Peso corporal ideal	80 - 90	70 - 79	<70
Peso corporal habitual	85 - 95	75 - 84	<75

Percentagem de alteração do peso:

$$\text{Variação do peso (\%)} = \frac{UBW - CBW}{UBW} \times 100$$

Tabela 3.9: Classificação das alterações de peso ao longo do tempo

Período de tempo das alterações de peso	Percentagem significativa de perda de peso	Grave % de perda de peso
1 semana	1 - 2	>2
1 mês	5	>5
3 meses	7.5	>7.5
6 meses	10	>10

Quadro 3.10: Circunferência da cintura para avaliar doenças crónicas

Sexo	**Risco de doença crónica**	**Risco elevado de doença crónica**
Feminino	> 80 cm	>88 cm
Masculino	>94 cm	>102 cm

Tabela 3.11: Intervalos de gordura corporal para pessoas com 18 anos de idade ou mais

Classificação	Homens	Mulheres
Intervalo não saudável (demasiado baixo)	≤5%	≤8%
Intervalo aceitável (extremo inferior)	6-15%	9-23%
Intervalo aceitável (extremo superior)	16-24%	24-31%
Não saudável (demasiado elevado)	≥25%	≥32%

Tabela 3.12:

Percentagem de gordura corporal estimada a partir da soma das medições da espessura das pregas cutâneas em pessoas desde a infância até aos 18 anos.

Idade	Percentagem de gordura corporal				
(anos)	15%	20%	25%	30%	35%
Masculino					
0+	17	22	30	40	52
1+	18	24	32	43	58
2	18	25	34	45	60
4	20	27	37	51	68
6	22	30	41	57	78
8	32	33	46	64	88
10	25	36	51	72	101
12	27	40	57	81	115
14	27	44	63	92	132
16	32	48	71	104	152
18	34	52	79	117	175
Feminino					
0+	17	22	30	40	52
1+	18	24	32	43	58
2	18	25	34	45	60
4	18	25	34	46	62
6	19	25	35	47	63
8	19	26	35	48	65
10	19	27	37	51	69
12	21	30	42	58	80

14	23	33	47	66	92
16	25	37	53	75	106
18	27	40	58	85	122

Tabela 3.13: Exames bioquímicos.

Eletrólito sérico	**Aumento do nível**	**Nível diminuído**
Fosfato (PO4), Fósforo (P)	Insuficiência renal, hipoparatiroidismo, acromegalia, metástases ósseas, hipocalcemia, doença de Addison, rabdomiólise	Hiperparatiroidismo, raquitismo hipercalcémico, desnutrição, sépsis gram-negativa, hiperinsulinismo, alcalose, glicose intravenosa, administração (o fósforo segue a glicose para as células)
Sódio (Na)	Aumento da ingestão de Na (dietética ou intravenosa), diminuição da perda de Na (síndrome de Cushing, hiperaldosteronismo), perda excessiva de água corporal livre (GI, transpiração excessiva, queimaduras extensas,	Diminuição do Na na ingestão (deficiência de sódio na dieta ou por via intravenosa), aumento da perda de Na (doença de Addison, diarreia\vómitos, perda intestinal intraluminal, administração de diuréticos, insuficiência crónica de aluguer), aumento da água

	diabetes insípida, diurese osmótica)	corporal livre (ingestão excessiva de água por via oral ou intravenosa, hiperglicemia, ICC, edema periférico, derrame pleural, SIADH)
Potássio (K)	Ingestão alimentar ou intravenosa excessiva, insuficiência renal aguda ou crónica, doença de Addison, hipoaldosteronismo, diuréticos inibidores da aldosterona (espironolactona, triamtereno), lesões por colisão ou danos celulares (acidentes, queimaduras, cirurgia, quimioterapia), hemólise, acidose, desidratação	Ingestão alimentar ou intravenosa deficiente, queimaduras\trauma\cirurgia, diarreia\vómitos\suor, diuréticos, hiperaldosteronismo, síndrome de Cushing, ingestão de alcaçuz, alcalose, administração de glucose, fibrose quística
Cálcio	Hiperparatiroidismo, cancro com tumores produtores de hormona paratiroideia (PTH) (cancro ósseo metastático, linfoma de	Pseudo-hipocalcemia devido a um baixo nível de albumina, hipoparatiroidismo, insuficiência renal, hiperfosfatemia secundária a insuficiência renal,

	Hodgkin, leucemia e linfoma não-Hodgkin), doença de Paget do osso, imobilização prolongada, síndrome leite-alcalino, ingestão excessiva de vitamina D, leite, antiácidos Doença de Addison, infeção granulomatosa (sarcoidose, tuberculose)	raquitismo, deficiência de vitamina D, osteomalácia, má absorção, pancreatite, desnutrição, alcalose

Tabela 3.14: Vários valores do laboratório relacionado com a nutrição.

Proteína do soro	**Proteínas séricas utilizadas na avaliação nutricional**			
		Meia-vida	**Função**	**Comentários***
Albumina		20-18 dias	Manter o plasma Sobre a pressão cótica Transportador de pequenas moléculas	Para além do estado proteico, outros factores afectam a concentração sérica

Normal	3,5 - 5,0 g/l			
Depleção ligeira	3,0 - 3,4 g/l			
Depleção moderada	2,4 - 2,9 g/l			
Depleção grave	<2,4 g/l			
Transferrina		8-9 dias	Liga-se ao ferro no plasma e transporta-o para a medula óssea	A deficiência de ferro aumenta a síntese hepática e os níveis plasmáticos; aumenta durante a gravidez, durante a terapêutica com estrogénios e na hepatite aguda; diminui na enteropatia e nefropatia perdedoras de proteínas, nas

				infecções crónicas, na uremia e nos estados catabólicos agudos, frequentemente medidos indiretamente pela capacidade total de ligação do ferro; deve ser desenvolvida localmente uma equação para a previsão indireta
Pré-albumina (transtirredução)		2-3 dias	Liga-se ao T_3 e, em menor grau, ao T_4 transportador da proteína de ligação ao retinol	O nível está aumentado em doentes com insuficiência renal crónica em diálise devido à diminuição do catabolismo renal, reduzido no estado catabólico agudo,

				após cirurgia, no hipertiroidismo, na enteropatia perdedora de proteínas; aumentado em alguns casos de síndrome nefrótica; o nível sérico é determinado pelo balanço energético global, bem como pelo balanço de azoto
Ligação ao retinol		12 horas		
Normal	2,1 - 6,4 mg/dl		Transportam vitamina A no plasma; ligam-se de forma não covalente à pré-albumina	É catabolizada na célula tubular proximal de aluguer; com a doença de aluguer, a RBP aumenta e a semi-vida é prolongada;

				baixa na deficiência de vitamina A, estados catabólicos agudos, após cirurgia e no hipertiroidismo.

Tabela 3.15: Vários valores de laboratório relacionados com a nutrição.

Parâmetro	Níveis elevados	Níveis diminuídos
Albumina	Desidratação	
Pré-albumina	Linfoma de Hodgkin, gravidez	
BUN	Pré-renal (desidratação por hipovolemia, choque, queimaduras, insuficiência cardíaca congestiva (ICC), infeção do miocárdio (IM), hemorragia gastrointestinal (hemorragia GI), ingestão excessiva de proteínas, catabolismo e\ou fome, sépsis) renal (insuficiência renal,	Insuficiência hepática, acromegalia, desnutrição, hidratação excessiva, balanço negativo de azoto, síndrome de secreção inapropriada da hormona antidiurética (SIADH), gravidez, síndrome nefrótica

	fármacos nefrotóxicos) pós-renal (obstrução uretral por cálculos, tumores ou anomalias congénitas, obstrução da saída da bexiga por hipertrofia prostática, cancro ou anomalias congénitas)	
Creatinina sérica	Insuficiência da função renal (por exemplo, glomerulonefrite, pielonefrite, necrose tubular aguda, obstrução do trato urinário) doença muscular (gigantismo, acromegalia) rabdomiólise	Debilitação, diminuição da massa muscular (por exemplo, distrofia muscular, miastenia gravis) doença hepática avançada e grave
Colesterol	Hipercolesterolemia familiar e\ou hiperlipidemia, hipotiroidismo, DM mal controlada, síndrome nefrótica, colestase, gravidez, obesidade,	Má absorção, cancro avançado, hiperparatiroidismo por desnutrição, anemias crónicas, queimaduras graves, sépsis\stress, doença hepática

	ingestão alimentar elevada, Werner	

Balanço do azoto:

Entrada: ingestão de proteínas da dieta durante 24 horas, depois converter em ingestão de azoto:

$$protein\ input\ in\ gm = {protein\ intake\ in\ gm}/{6.25\ gm\ nitrogen}$$

Saída: recolha de urina de 24 horas, azoto urinário (UUN):

$$\frac{nitrogen\ intake}{UUN - 3}$$

Interpretar dados:

0 balanço de azoto (adultos normais)

➔ +Ve equilíbrio (grávidas, crianças, em crescimento)

➔ -Ve equilíbrio (sugere desnutrição)

Quadro 3.16: As três fases da deficiência de ferro e os indicadores utilizados para as identificar

Fase da deficiência de ferro	Indicador	Gama de diagnóstico
1. reservas esgotadas	Concentração de ferritina sérica Capacidade total de ligação do ferro	<12 mg/l >400 mg/l
2. Deficiência de ferro funcional precoce (sem anemia)	Saturação da transferrina Protoporfirina eritrocitária livre Recetor da transferrina sérica	<16% >70 mg/l eritrócitos >8,5 mg/l
Anemia por deficiência de ferro	Concentração de hemoglobina Volume corpuscular médio	<130 g/l nos homens <120 g/l nas mulheres <80 fl

Quadro 3.17: Níveis plasmáticos aceitáveis, limítrofes elevados e elevados de lípidos e lipoproteínas (mg/dl) para crianças e adolescentes, desde o nascimento até aos 19 anos de idade

Categoria	Aceitável	Limite elevado	Elevado
Colesterol total	<170	170 - 199	≥200
Colesterol de lipoproteínas de baixa densidade	<110	110 - 129	≥130
Colesterol não ligado a lipoproteínas de alta densidade	<120	120 - 144	≥145
Triglicéridos			
0 - 9 anos de idade	<75	75 - 99	≥100
10 n- 19 anos de idade	<90	90 - 129	≥130
Categoria	**Aceitável**	**Limite elevado**	**Elevado**
colesterol de lipoproteínas de alta densidade	>45	40 - 45	<40

Tabela 3.18: Intervalos normais para a hemoglobina e o hematócrito.

Faixa etária	Hemoglobina (g/dl)	Hematócrito (%)
Recém-nascido	14 - 24	44 - 64
2- 8 semanas	12 - 20	39 - 59
2- 6 meses	10 - 17	35 - 50
6 - 12 meses	9.5 - 14	29 - 43
1 - 6 anos	9.5 - 14	30 - 40
6- 18 anos	10 - 15.5	32 - 44
Homem adulto	14 - 18	42 - 52
Mulher adulta	12 - 16	37 - 47
Mulher grávida	>11	>33

Tabela 3.19-1: Exame clínico.

Sistema corporal	Saúde	Anormal	Implicações
Cabelo	Distribuição normal, brilhante	Pêlos finos, baços, secos e quebradiços em forma de saca-rolhas	Quimioterapia, deficiência de proteínas ou de biotina, deficiência de vitamina C
olhos	Conjuntiva brilhante, clara, cor-de-rosa	Afundado, du;;, pálido, seco, conjuntiva, fotofobia, xerose	Deficiência de; Vitamina A, zinco riboflavina

Lábios	Húmido, boa cor	Inchada, seca, vermelha, gretada	Deficiência de: riboflavina piridoxina, niacina
Gomas	Rosa m firme	Dorido, esponjoso, vermelho, inchado Sangra facilmente	Deficiência de vitamina C
Língua	Cor-de-rosa, presença de papilas	Revestimento roxo, branco ou cinzento liso, escorregadio	Deficiência de: riboflavina, piridoxina, ácido fólico, niacina, vitamina B_{12} , ferro
Dentes	Limpo, intacto, tudo presente	Dentadura, falta de dentes, perda de esmalte dentário	Deficiência de cálcio, dieta pobre
Nick	Sem inchaço	Presença de nódulos, bócio	Excesso ou deficiência de iodo
pele	Suave, ligeiramente húmido, boa cor	Pálido, seco, escamoso, nódoas negras facilmente, úlceras de pressão, dermatite	Deficiência de: ferro, vitamina A ou C, zinco, ácidos gordos essenciais, proteínas, excesso de niacina

Tabela 3.19-2: Exame clínico.

Sistema corporal	Saúde	Anormal	Implicações
Pernas	Musculatura bem desenvolvida e firme, sem dores nas articulações ou nos ossos	Sensibilidade na barriga da perna, músculos flácidos, dor, edema, raquitismo, dores nos ossos ou nas articulações	Deficiência de; Vitaminas A, C ou D; cálcio
Abdómen	Sem inchaço ou dor	Ligeiramente edematoso, diarreia, ascite	Deficiência de: proteínas, niacina, zinco
Mãos/unhas	suave	Unhas quebradiças, músculos finos atrofiados, unhas em forma de colher	Deficiência de proteínas, ferro
Músculo-esquelético, adiposo	Desenvolvimento normal dos ossos, músculos e gorduras	Sensibilidade na barriga da perna, perda de gordura subcutânea,	Deficiência de; tiamina, vitamina C de défice de fluidos

		aspeto emaciado, dor, diminuição da força de preensão, bochechas encovadas, fracturas, osteoporose	
neurológico	Reflexos normais	AVC, reflexos limitados, desorientação, paralisia, convulsão, demência	Deficiência de: tiamina, niacina, vitamina B5 ou B12, ácido fólico, iodo, fósforo, cálcio, magnésio

Quadro 3.20: Classificação da tensão arterial para adultos

Classificação	Sistólica	Diastólica
Normal	<120	<80
Pré-hipertensão	120 - 139	80 - 89
Hipertensão em fase 1	140 - 159	90 - 99
Hipertensão em fase 2	≥160	≥100

Capítulo 4

Rastreio nutricional e métodos dietéticos

4.1 Rastreio nutricional

O rastreio nutricional pode ser definido como "um processo para identificar um indivíduo subnutrido ou em risco de subnutrição para determinar se é indicada uma avaliação nutricional pormenorizada. Se o rastreio nutricional identificar uma pessoa em risco nutricional, pode ser efectuada uma avaliação mais completa do estado nutricional do indivíduo. O rastreio nutricional pode ser efectuado por qualquer membro da equipa de cuidados de saúde, como um dietista, um técnico de dietética, um gestor de alimentação, um enfermeiro ou um médico.

A avaliação nutricional é definida pela American Society for Parenteral and Enteral Nutrition (Sociedade Americana de Nutrição Parentérica e Enteral) como "uma abordagem abrangente ao diagnóstico de problemas nutricionais que utiliza uma combinação dos seguintes elementos: historial médico, nutricional e medicamentoso; exame físico; medição antropométrica; e dados laboratoriais.

4.2 Métodos dietéticos

Os métodos dietéticos envolvem geralmente inquéritos que medem a quantidade de alimentos e bebidas individuais consumidos durante um ou vários dias ou que avaliam o padrão de utilização dos alimentos durante os vários meses anteriores. Estes métodos podem fornecer dados sobre a ingestão de nutrientes ou de classes específicas de alimentos.

Quadro 4.1: Métodos de recolha de informações sobre a ingestão de nutrientes

Método	Definição	Descrição	Comentários
24 horas	Cuidados agudos Ambulatório Automóvel	• A entrevista centrou-se nos alimentos e nas quantidades consumidas nas últimas 24 horas • Entrevistador com formação • Pouca ou nenhuma formação para a pessoa que está a ser entrevistada	• Pode não representar a ingestão típica em doentes agudos • O entrevistador deve sondar a presença de condimentos, gorduras adicionadas e açúcares • Precisão melhorada através da combinação com outro método
Frequência alimentar	Comunidade Investigação	• Questionário centrado na frequência e quantidade de alimentos ou grupos de	Podem ser muito extensas: as versões mais curtas podem não conter alimentos ou grupos de alimentos

		alimentos consumidos	
Registos alimentares	Ambulatório Automóvel Investigação	• Necessidade de registos de três a sete dias: deve incluir um dia de fim de semana • Novos métodos de documentação fotográfica	A pessoa que efectua o registo deve ter uma formação aprofundada
Contagem de calorias	Cuidados agudos Cuidados de longa duração	• Pessoal encarregado de registar todos os alimentos e bebidas consumidos	• Conhecidamente inexactos: os dados estão frequentemente em falta ou são incorrectos. • Não deve ser utilizado sem uma avaliação cuidadosa dos dados

Quadro 4.2: Questionário de frequência alimentar (QFA): Amostra-1

Lista de intercâmbio	Diário	4-6\week	2-3\week	Semanal	Ocasionalmente	Quantidade (Servir)
Leite ou seus derivados						
Legumes						
Frutos						
Dtarch\bread						
Substitutos da carne						
Doces gordos						

A Utilização média durante o ano anterior						
Item alimentar	<1 mês	1-3 mês	1-4 mês	5-7 mês	2-4 Dia	5+ dia
Café						
Pão escuro						
Gelado						

B Utilização média durante o ano anterior									
Item alimentar	<1 mês	1-3 mês	1 semana	2-4 semana	5-6 semana	1 dia	2-3 Dia	4-5 Dia	6+ Dia
Café (1 chávena)									
Pão escuro (1 fatia)									
Gelado (1\2 chávena)									

C A sua dose Com que frequência?									
Item alimentar	Médio Servir	S	M	L	Dia	Semana	Mês	Ano	Nunca
Café	(1 chávena)								
Pão escuro	(1 fatia)								
Gelado	(1\2cup)								

Amostras de formatos de questionários de frequência alimentar: A) simples ou não quantitativo, B) semi-quantitativo C) quantitativo.

Quadro 4.3: Recordatório alimentar de 24 horas

Refeição	Tipo de alimentos	Contagem de doses	Quantidade (porção)	Kcal	Quantidade de proteínas
Pequeno-almoço					
Almoço					
Jantar					
Serpentes					

Quadro 4.4: Registos alimentares

Nome:..

Dia:................ .... Data:..

Tempo	Local de ingestão de alimentos	Tipo de alimento	Método de cozedura	Quantidade

4.2.1 Componentes do historial alimentar

• Ordem de dieta atual • Hábitos alimentares actuais • Dias em líquidos claros, ingestão inadequada ou nada por via oral (NPO) • Restrições alimentares (passadas e presentes) • Alterações alimentares recentes (intencionais vs não intencionais). restrições de consistência alimentar (mole, puré ou líquido) • avaliação do apetite (fraco, regular, bom ou excelente) • nível de saciedade • consumo de lanches • consumo de bebidas • consumo de álcool • intolerância alimentar • alergias alimentares • alterações de sabor ou aversões • influências étnicas, religiosas e culturais • dietas da moda • suplementos vitamínicos e minerais • suplementos de ervas • suplementos dietéticos comerciais, proteínas em pó, substitutos de refeição, etc.

4.2.2 Métodos de obtenção de um historial alimentar:

Recordação de 24 horas: consumo de alimentos, bebidas e suplementos nas últimas 24 horas. (Carr, Unwin, e Pless-Mulloli 2007)

Frequência alimentar: o doente seleciona de uma lista os alimentos, bebidas e suplementos que consome frequentemente.

5.1 Métodos de estimativa das necessidades de nutrientes para adultos

Energia: Diagrama de resultados da calculadora de despesas energéticas estimadas:

Equação de Ireton-Jonesd1992:

Respiração espontânea	*(S)= 629 - 11(A)+25(W)- 609(O)*
Dependente do ventilador	*(V)= 1925-10(A)+ 5(W) + 281(S)+ 292 (T)+ 851(B)*

Harris - Educação de Benedict (taxa metabólica de repouso):

Masculino	*= 66,5+13,8(W)+ 5(H)- 6,8(A)*
Feminino	*= 655,1+9,6(W)+ 1,7(H)- 4,7 (A)*

Mifflin-St Jeor:

Masculino	*(10*peso)+ (6,25*altura)- (5*idade)+ 5*
Feminino	*(10*peso)+ (6,25*altura)- (5*idade)+ 161*

Quadro 5.1: Factores de atividade.

Comatoso	1.1
Confinado à cama	1.2
Fora da cama	1.3
Actividades normais da vida diária	1.5

Quadro 5.2: Factores de lesão.

Pequena cirurgia	1-1.2
Pequena cirurgia	1.1-1.3
Traumatismo do esqueleto	1.1 - 1.6
Traumatismo craniano	1.6 - 1.8
Infeção ligeira	1-1.2
Infeção moderada	1.2 -1.4
Infeção grave	1.4 - 1.8
Queimaduras <20% BSA	1.2-1.5
Queimaduras 20-40% BSA	1.5 -1.8
Queimaduras >40% BSA	1.8 -2

(Burlew 2014)

Tabela 5.3: Factores de febre.

Escala Fahrenheit	Adicionar 7% de REE por cada 1° acima do normal
Escala centígrada	Adicionar 13 % de REE por cada 1° acima do normal

Tabela 5.4: Calorias e proteínas para diferentes condições patológicas.

Caso	**Kcal/kg/dia**	**Proteína\kg\dia**
Pequena cirurgia	30	1.0-1.2
Cirurgia de grande porte	35 Cal\kg	1,5 -2,0 g\kg
Sépsis grave	40-45 Cal\kg	1,5 - 2,0 g\kg
Peritonite	35-40 Cal\kg	1,2 - 1,4 g\kg

Traumatismos, por exemplo, pancadas graves	40 - 45 Cal\kg	1,5 - 2,0 g\kg
Desnutrição com inanição	20 -22 Cal\kg	1,1 - 1,5 g\kg
Perda de peso significativa	30-35 Cal\kg	1,2 - 1,5 g\kg
Doença de Crohn	30 - 35 Cal\kg	1,0 - 1,2 g\kg
Insuficiência renal aguda	30-35 Cal\kg	0,8 - 1,0 g\kg
Doença renal crónica W\O diálise	35 Cal\kg	1.0 g\kg
Doença renal crónica W\ hemodiálise	35 Cal\kg	1,2 - 1,4 g\kg
Doença renal crónica W\ diálise peritoneal	25 -3 Cal\kg	1,2 - 1,5 g\kg
Diabetes tipo I, II	30 Cal\kg	0,8 - 1,0 g\kg
Paraplegia	28 Cal\kg	0,8 - 1,0 g\kg
Quadriplegia	23 Cal\kg	0,8 - 1,0 g\kg
SIDA	35 Cal\kg	1,2 -1,5 g\kg
SIDA, com síndrome de perda de peso	40-50 Cal\kg	1,5 -2,0 g\kg
Doença hepática cirrose	30-35 Cal\kg	1,2-1,5 g\kg
Doença hepática com encefalopatia	30-35 Cal\kg	0,8 - 1,0 g\kg

Pancreatite aguda	35-40 Cal\kg	1,2- 1,5 g\kg
Pancreatite crónica	30-35 Cal\kg	1.0 -1.2 g\kg
Pacientes de UCI com ventilador	25 Cal\kg	1,2 - 1,4 g\kg
Geriatria	25-30	1.0 - 1.1
Gravidez, utilizando o IBW pré-gravídico	36 Cal\kg	1,0 - 1,2 g\kg
Pneumonia	30-35 Cal\kg	1,0 - 1,5 g\kg
Insuficiência pulmonar, se catabólica	35-40 Cal\kg	1,5 - 2,0 g\kg

Tabela 5.5: Necessidade de fluidos.

Fator	Requisito adicional
Febre	12,5% por cada 1° c acima do normal
Transpiração	10- 25%
Hiperventilação	10- 60%
Hipertiroidismo	25-50 %
Perdas extraordinárias de fluidos gástricos ou renais	Varia, ajuste de base na produção de 24 horas

Quadro 5.6: Cálculo das necessidades diárias de água.

Peso corporal	**Necessidade de água**
10<kg	100 ml\kg

11-20 kg	100 ml +50 ml\kg >10 kg
>20 kg	1500 ml +20 ml\kg >20 kg

Quadro 5.7: Equações para calcular as necessidades estimadas (EER) em Kcal por dia.

EER para bebés e crianças pequenas	EER = 135,3 - 30,8 * idade + PA *(10,0* peso + 934* altura)+ 25
EER= TEE+ deposição de tecidos [2]	Em que PA é o coeficiente de atividade física:
0-3 meses (89 * peso - 100)+ 175	PA= 1,00 para sedentários
4-6 meses (89 * peso - 100)+ 56	PA = 1,16 para ativo baixo
7-12 meses (89 * peso - 100)+ 22	PA = 1,31 para ativo
13-35 meses (89 * peso - 100)+ 20	PA = 1,56 para muito ativo
EER para homens 3-8 anos	EER para homens 19 anos
EER= TEE+ deposição de tecidos	EER= TEE
EER = 88,5 - 61 * idade + PA *(26,7* peso + 903* altura)+ 20	EER = 662 - 9,53 * idade + PA *(15,91* peso + 539,6* altura)
Em que PA é o coeficiente de atividade física:	Em que PA é o coeficiente de atividade física:
PA= 1,00 para sedentários	PA= 1,00 para sedentários
PA = 1,13 para ativo baixo	PA = 1,11 para ativo baixo
PA = 1,26 para activos	PA = 1,25 para ativo

PA = 1,42 para muito ativo	PA = 1,48 para muito ativo
EER fêmeas 3-6 anos	EER para fêmeas 19 anos
EER= TEE+ deposição de tecidos	EER= TEE
EER = 135,3 - 30,8 * idade + PA *(10,0* peso + 934* altura)+ 20	EER = 354 - 6,91 * idade + PA *(9,36* peso + 726* altura)
Em que PA é o coeficiente de atividade física:	Em que PA é o coeficiente de atividade física:
PA= 1,00 para sedentários	PA= 1,00 para sedentários
PA = 1,16 para ativo baixo	PA = 1,12 para ativo baixo
PA = 1,31 para ativo	PA = 1,27 para activos
PA = 1,56 para muito ativo	PA = 1,45 para muito ativo
EER homens 9-18 anos	EER para a gravidez
EER= TEE+ deposição de tecidos	EER= TEE para a idade + necessidades energéticas da gravidez[2] + deposição de tecido
EER = 88,5 - 61 * idade + PA *(26,7* peso + 903* altura)+ 25	1st trimestre = EER para a idade +0
Em que PA é o coeficiente de atividade física:	2nd trimestre = EER para a idade +160+180
PA= 1,00 para sedentários	3rd trimestre = EER para a idade + 272 + 180
PA = 1,13 para ativo baixo	EER para a lactação
PA = 1,26 para activos	EER = EER para a idade + rendimento energético do leite[2] - perda de peso[4]
PA = 1,42 para muito ativo	1st Mês = EER para a idade +500+170
EER fêmeas 3-6 anos	2nd Mês = EER para a idade +400+0

EER= TEE+ deposição de tecidos	

Fórmula HAMWI para controlo do peso na gravidez:

No 1º trimestre 1-3 kg
A partir do 2º trimestre 0,34- 0,5 kg por semana (ligeiramente mais se tiver pouco peso, ligeiramente menos se for obeso)

Quadro 5.8: Ganho de peso recomendado durante a gravidez (g).

Categoria (com base no peso antes da gravidez)	**Ganho de peso total recomendado**
Baixo peso (IMC <19)	12.5 - 8
Normal (IMC 19 - 24,9)	11.5 -16
Excesso de peso (IMC 15 - 29,9)	7- 11.5
Obeso (IMC <30)	7
Gestação de gémeos (qualquer IMC)	18- 20.4
Tripla gestação (qualquer IMC)	22.5 -27

Tabela 5.9: Estimativa da TMB durante a gravidez e a lactação (Mifflin St. Jeor).

	1 trimestre	2 trimestre	3 trimestres	lactante
Energia BMR+15%	+10	+340	+452	- 1 st 6 mo= BMR+330 - 2.º e 6.º meses+ 400

Necessidade de saber

Dextrose = 3,4 kcal\g	Proteína = 4 kcal\g	Gordura= 9-10 kcal\g

20% Lípidos : 2 kcal\ml	*10% lípidos: 1,1 kcal\ml*

Tabela 5.10: Fases das doenças renais crónicas.

Estágio	Descrição	TFG
1	Lesão renal com taxa de filtração glomerular normal ou aumentada	>90
2	Lesão renal com aumento ligeiro da taxa de filtração glomerular	60-89
3	Taxa de filtração glomerular moderadamente diminuída	30-59
4	Diminuição grave da taxa de filtração glomerular	15-29
5	Insuficiência renal	<15 ou diálise

Tabela 5.11: Recomendações nutricionais para a doença renal.

Nutriente	Aguda	CKD	Síndrome nefrótica	HD	Diálise Peritoneal
Proteína g\kg	0,6 -0,8 com base	0,6 -0,75 >50% HBV	0.8 - 1	>1.2 >50% VHB	>1.2 - 1.3 >50% VHB

IBW ou ABW	na função renal\ tratamento				
Energia kcal\kg IBW ou ABW	30-35 com base no stress\ estado de nutrição	35 <)60 anos) 30 - 35 >)60 anos)	35, exceto se for obeso	35 <)60 anos) 30 - 35 >)60 anos)	35 <)60 anos), incluindo o dialisado 30 - 35 >) 60 anos)
Na+	1-2 com base na TA	1-3	1-2	2	2-4
g\dia	Edema: repor as perdas na fase diurética				
K+ g\day	Manter o soro <5 mEq\L; repor as perdas na fase diurética	Sem restrições	Sem restrições	**2-3**	3-4
PO4 mg\kg	Manter WNL	800-1000mg\dia 10 -12 mg\g pro Manter P	Manter WNL	800-1000mg\dia a ajustar para atender a	800-1000mg\dia a ajustar para atender a

		& PTH séricos WNL		necessidade pro; 10 -12 mg\g pro	necessidade pro; 10 -12 mg\g pro
Fluido cc\dia	Mais de 500 saídas	Sem restrições	Manter		

5.2 Necessidades nutricionais das crianças

Quadro 5.12: Necessidades nutricionais dos bebés e crianças de termo

Idade (mês)	Energia (g/kg/dia)	Proteína (g/kg/dia)	kg/fluido ml
0-0.5 m	108	2.2	125-160
0.6-12 m	98	1.6	130-155
1-3 anos	102	1.2	115-135
4-6 anos	90	1.2	100-125
7-10 anos	70	1	70-85
Rapazes 11-14 anos	55	1	70-85
Rapazes 15-18 anos	45	0.9	50-60
Raparigas 11-14 anos	47	1	70-85
Raparigas 15-18 anos	40	0.8	50-60

Tabela 5.13: Recomendações para a suplementação vitamínica no bebé de termo.

Fórmula atualmente recebida	Necessidades de suplementação por dia
Leite materno (iniciar o mais cedo possível após o parto)	**1 ml/dia de vitamina D ou gotas multivitamínicas** (ponderar a mudança para um suplemento contendo ferro aos 4-6 meses de idade, dependendo do teor de ferro dos alimentos complementares)
Fórmula de termo - com consumo inferior a 750 ml por dia	**0,5 - 1 ml/dia de vitamina D ou gotas multivitamínicas** (considerar a mudança para um suplemento contendo ferro aos 4-6 meses de idade, dependendo do teor de ferro dos alimentos complementares)

Tabela 5.14: Estimativa das necessidades energéticas de crianças com deficiências de desenvolvimento.

Paralisia cerebral (5-11 anos)	
Atividade Paralisia Cerebral	Necessidades calóricas
Ligeiro a moderado	13,9 kcal/cm ht
Restrições físicas graves	11,1 kcal/cm ht

Paralisia cerebral atetóide	Até 6000 kcal/dia
Síndrome de Down (idade 5 anos-11 anos)	
Masculino	16,1 kcal/cm ht
Feminino	14,3 kcal/cm ht
Mielomeningocele (espinha bífida)	
Manutenção do peso	9-11 kcal/cm ht
Requisitos de perda de peso	7 kcal/cm ht
>1 ano de idade	~50% da DDR/Idade
Síndrome de Prader-Willi	
Manutenção do peso	10-11 kcal/cm ht
Requisitos de perda de peso	8,5 kcal/cm ht

5.3 Requisitos para crianças gravemente doentes

As necessidades nutricionais das crianças gravemente doentes são frequentemente muito diferentes das dos EER por várias razões: Dependendo da extensão ou do tipo de lesão ou doença, dos medicamentos que estão a ser utilizados para tratar o doente ou da presença ou grau de desnutrição previamente existente, as necessidades calóricas ou proteicas podem ser elevadas ou mesmo diminuídas no doente pediátrico em estado crítico.

O quadro seguinte analisa os factores que podem aumentar ou diminuir as necessidades de nutrientes.

Tabela 5.15: Factores que afectam as necessidades de calorias e proteínas em crianças gravemente doentes

Aumentar as necessidades	Diminuir as necessidades
Traumatismo Cirurgia Sépsis Febre Tumor Queimaduras PC atetóide, hipertonia Convulsões Lesão da espinal medula (aguda) Aumento do trabalho respiratório Desmame do ventilador Agitação sustentada	Falta de atividade / Repouso na cama Ventilação mecânica Sedação médica Paralisia médica Hipotonia, PC espástica Perdas insensíveis reduzidas Hipotiroidismo

Estudos realizados em doentes pediátricos em estado crítico demonstraram a importância de não utilizar os cálculos padrão de calorias do EER para calcular as necessidades energéticas, uma vez que estes se destinam a crianças saudáveis e activas. Em vez disso, utilizando as necessidades energéticas basais do doente e multiplicando-as por um fator de stress corretivo, obtém-se uma estimativa adequada das necessidades energéticas.

5.3.1 Determinação das necessidades totais de calorias e proteínas durante uma doença grave

1. Estimar as necessidades energéticas basais (necessidades calóricas, pós-absorção, em decúbito dorsal e à temperatura ambiente).

2. Estimar as necessidades proteicas do doente.

3. Continuar a avaliar e a ajustar as recomendações com base na resposta (aumento ou perda de peso).

4. Determinar o fator de stress do doente

Total de calorias = BEE x Fator de stress
Proteína total = DDR de proteína x fator de stress

5.4 Prevenção e complicações da sobrealimentação

Em muitos casos, as crianças gravemente doentes na Unidade de Cuidados Intensivos Pediátricos (UCIP) têm necessidades calóricas de 60-80% dos EER devido à inibição do crescimento, à redução do gasto energético em repouso, à redução das perdas insensíveis, aos medicamentos e à diminuição da atividade. A sobrealimentação envolve o fornecimento de calorias e/ou substrato em excesso das necessidades para manter a homeostase metabólica. De um ponto de vista clínico, os efeitos nocivos da sobrealimentação podem resultar em comprometimento respiratório, disfunção hepática e aumento do risco de mortalidade.

A. Complicações da sobrealimentação

- Produção excessiva de CO2
- Aumento da ventilação por minuto (VE)
- Insuficiência respiratória Edema pulmonar
- Hiperglicemia Lipogénese (aumento da insulina, diminuição da oxidação das gorduras)
- Lesão celular hepática (aumento da concentração sérica de enzimas hepáticas)
- Fígado gordo Colestase intra-hepática
- Imunossupressão

Tabela 5.16: Requisitos diários de manutenção de fluidos.

Diminuição dos fluidos	20-25 ml/kg	Insuficiência hepática com ascite, Insuficiência renal, Edema, Hipertensão, ICC, DPOC, SOB

Aumento dos fluidos	30-35 ml/kg	Obstipação, Desidratação, Diarreia, Febre, Emese, Poliúria, Hipotensão, Anabolismo, Hemorragia, Hiperventilação.

Tabela 5.17: Necessidades nutricionais na doença hepática crónica pediátrica

Nutrição elementar	Opção de tratamento
Energia\ consumo de calorias	**Objetivo calórico: 130%-180% da DDR com base no peso e altura a 50 th** Óleo MCT: 1-2ml \kg d em 2-4 doses Adicionar polímeros de glucose e alimentação suplementar por gotejamento nasogástrico noturno.
Deficiência de ácidos gordos essenciais	Emulsões orais de óleos vegetais ou gorduras intravenosas
Proteína	3-2g\ kg\d

Tabela 5.18: Requisitos nutricionais para crianças com CHD

Idade	Energia (kcal/kg)	Proteína (g/kg)	Sódio (mg/dia)
0- 5 meses	120 - 150	2.2 - 3.5	230
5-12 meses	110 - 140	1.5 - 2.5	500
1-3 anos	100 - 120	1.2 - 2	650
4-6 anos	80 - 100	1.2 - 1.5	900
7-10 anos	60 - 90	1 - 1.5	1200

Quadro 5.19: GUIA PARA O NÚMERO E TAMANHOS DAS SERVIDAS PARA CRIANÇAS

Grupo de alimentos	Criança 1-3 anos	Criança 4-6 anos	Criança 7-10 anos	Adolescente 11-14 anos	Adolescente 15-18 anos
Grupo do leite	3 chávenas	3 chávenas	3 chávenas	3 -4 chávenas	3 -4 chávenas
Grupo da carne	(2 porções)	(2 porções)	(2 porções)	(2 porções)	(2 porções)
Grupo do pão e dos cereais	(4 porções pequenas)	(4 porções pequenas)	(4-5 porções pequenas)	(5-6 porções pequenas)	(5-6 porções pequenas)
Frutas e legumes	(4 porções pequenas)	(4 porções pequenas)	(4-5 porções pequenas)	(5-6 porções pequenas)	(5-6 porções pequenas)

Quadro 5.20: Diretrizes para a administração entérica pediátrica na UCI de acordo com a RDA

Idade	**Energia (kcal/kg)**	**Proteína (g/kg)**
0- 12 meses	90 - 120	2.5 - 3
1-3 anos	80 - 90	2 - 2.5
4-6 anos	70 - 85	2 - 2.5
7-10 anos	55 - 70	1- 2
11-14 anos	45 - 55	1- 2
+14 anos	35 - 45	1- 2

Tabela 5.21: Cuidados críticos pediátricos (UCIP): infusão de fluidos de acordo com o peso e a idade.

Age/Weight	Initial Infusion Rate	Daily Increases	Goal Rate
2.0 - 15 kg	2 - 15 ml/hr (1 ml/kg/hr)	2 - 15 ml/hr q 4-8 hr (1 ml/kg q 8 hr)	15 - 55 ml/hr
16 - 30 kg	8 - 25 ml/hr (0.5 - 1 ml/kg/hr)	8 - 15 ml/hr q 4-8 hr (0.5 ml/kg q 8 hr)	45 - 90 ml/hr
30 - 50 kg	15 - 25 ml/hr (0.5 ml/kg/hr)	15 - 25 ml/hr q 4-8 hr (0.5 ml/kg/ q 8 hr)	70 - 130 ml/hr
> 50 kg	25 ml/hr	25 ml/hr q 4-8 hr	90 - 150 ml/hr

Tabela 5.22: Cuidados críticos pediátricos (UCIP) - volume de fluidos de acordo com o peso e a idade.

Age/Weight	Initial Volumes	Daily Increases	Goal Volume
2.0 - 15 kg	5 - 30 ml q 3 - 4 hr	5 - 30 ml q 8 - 12 hr	50 - 200 q 4 hr
12 - 30 kg	20 - 60 ml q 4 hr	20 - 60 ml q 8 - 12 hr	150 - 350 ml q 4 hr
> 30 kg	30 - 60 ml q 4 h	30 - 60 ml q 8 - 12 hr	240 - 400 ml q 4 hr

Tabela 5.23: Necessidades calóricas, proteicas e de fluidos por via entérica nos bebés pré-termo.

Condição do bebé/doença	Enteral			parentérica		
	Energia (kcal/kg)	Proteína (g/kg)	Fluido (ml/kg)	Energia (kcal/kg)	Proteína (g/kg)	Fluido (ml/kg)
AGA	105-130	3-4	150-200	90-100	3-4	120
SGA ou ELBW	120-140	3.5 - 4.5	150-200	95-105	3.5 - 4.5	120-130
DBP, CHD, CLD	120-150	3-4	120-135	90-105	3-4	100-120

AGA=Apropriado para a idade gestacional (10-90% do gráfico de crescimento para o peso para a idade) SGA=Pequeno **para a idade gestacional** (<10% do gráfico de crescimento para o peso para a idade), BPD=Displasia broncopulmonar, CHD=Doença cardíaca **congénita**, CLD=Doença pulmonar crónica.

Quadro 5.23: Necessidades dos bebés prematuros

Peso à nascença	Programação e adiantamento
<1200 g	Alimentos tróficos x 4 dias; avançar 1 ml/kg a cada 12 horas.
1200-1800 g e < 35 semanas	Iniciar com 2 ml/kg a cada 3 horas; avançar 1 ml/kg a cada 9 horas.
>1800 g e ≥ 35 semanas	Começar com 5 ml a cada 3 horas; avançar 5 ml a cada 6 horas.

5.5 Instrumentos de avaliação nutricional

5.2.1 Mini avaliação nutricional

Apelido: **Nome próprio**

Sexo: **Idade:** **Altura, cm:** **Data:**

Preencher o ecrã preenchendo as caixas com os números apropriados. Totalize os números para obter a pontuação final do rastreio:
Rastreio
A A ingestão de alimentos diminuiu nos últimos 3 meses devido a perda de apetite, problemas digestivos, dificuldades de mastigação ou de deglutição? 0= diminuição grave da ingestão de alimentos 1= diminuição moderada da ingestão de alimentos 2= sem diminuição da ingestão de alimentos
B Perda de peso nos últimos 3 meses 0 = Perda de peso durante os últimos 3 kg (6,6 lb) 1 = não sabe 2 = Perda de peso entre 1 e 3 kg (2,2 e 6,6 lb) 3 = sem perda de peso
C Mobilidade 0 = acamado ou sentado 1 = capaz de se levantar da cadeira-cama mas não sai 2 = apaga-se
D Sofreu stress psicológico ou doença aguda nos últimos 3 meses? 0 = sim 2 = não
E Problemas neuropsicológicos 0 = demênciagrave ou depressão

1 = demênciamédia 2 = sem problemas psicológicos
F1 Índice de Massa Corporal (IMC) (peso em kg) \ (altura em m)^2 0 = IMC inferior a 19 1 = IMC 19 a menos de 21 2 = IMC de 21 a menos de 23 3 = IMC 23 ou superior
Se o IMC não estiver disponível, substituir a pergunta F1 pela pergunta F2. Não responder à pergunta F2 se a pergunta F1 já estiver preenchida.
F2 Perímetro do gémeo (CC), em cm 0 = CC inferior a 31 3 = CC31 ou superior
Pontuação do rastreio (máx. 14 pontos) 12-14 pontos: Estado nutricional normal salvo 8 - 11 pontos: Em risco de desnutrição impressão 0 -7 pontos: Desnutrido Repor

Complete o ecrã preenchendo as caixas com os números adequados e totalize os números para obter a pontuação final do rastreio.

Rastreio	Pontuação
A A sua ingestão de alimentos diminuiu nos últimos 3 meses? {ENTRAR UM NÚMERO} Introduzir o número mais adequado (0, 1, ou2) na caixa à direita.	0= diminuição acentuada da quantidade de alimentos ingeridos 1 = diminuição moderada da ingestão de alimentos 2 = sem diminuição da ingestão de alimentos
B Quanto peso perdeu nos últimos 3 meses? {INSIRA UM NÚMERO} Introduzir o número mais adequado (0, 1, 2, ou3) na caixa à direita	0 = perda de peso superior a 7 libras 1 = não sabe a quantidade de peso perdido 2 = perda de peso entre 2 e 7 libras 3 = sem perda de peso ou menos de 2 pontos
C Como descreveria a sua mobilidade atual? {ENTRAR UM NÚMERO} Introduzir o número mais adequado (0, 1, ou2) na caixa à direita	0 = incapaz de se levantar de uma cama, de uma cadeira ou de uma cadeira de rodas sem a ajuda de outra pessoa. 1 = capaz de se levantar da cama ou de uma cadeira, mas incapaz de sair de casa 2 = poder sair de casa
D Esteve stressado ou gravemente doente nos últimos	0 = sim 2 = não

3 meses? {ENTRAR UM NÚMERO} Introduzir o número mais adequado (0 ou2) na casa à direita	
E Está atualmente a sofrer de demência e tristeza grave ou prolongada? {INSIRA UM NÚMERO} Introduzir o número mais adequado (0, 1, ou) na casa à direita	0 = sim, demência grave e tristeza grave \ ou prolongada. 1 = sim, demência ligeira, mas sem tristeza grave prolongada. 2 = nem demência nem tristeza grave prolongada
Some todos os números que introduziu nas caixas das perguntas A a E e escreva esse número aqui:	

5.6 Instrumentos de rastreio universal da malnutrição (MUST)

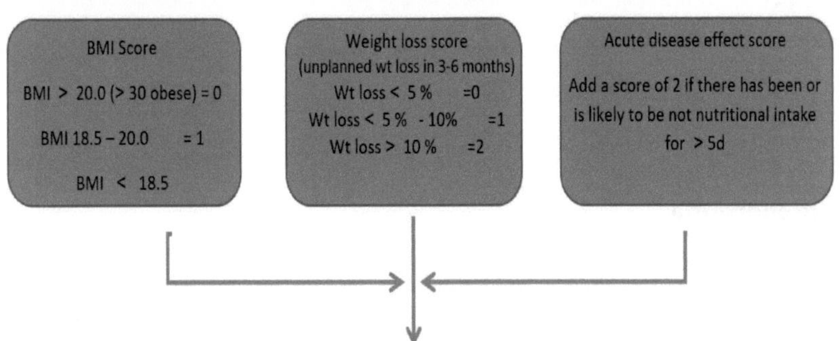

Overall risk of malnutrition and management guidelines

0	1	> 2
Low risk	Medium risk	High risk
Routine clinical care	Observe	Treat
Repeat screening Hospital: weekly Care homes: monthly Community: annually for Special groups (e.g. those > 75 years old)	- Document dietary intake for 3d if subject in hospital or care home - If improved or adequate intake, little clinical concern, if no improvement Clinical concern – follow local Policy Repeat screening Hospital: weekly Care home: at least monthly Community: at least every 2-3 months	- Refer to dietitian nutrition support team or implement local policy Improve and increase overall nutritional intake - Monitor and review care plan Hospital weekly Care home: monthly

Formulário de rastreio nutricional:

Valores laboratoriais

1. Albumina <2,9 mg\dl______ 6. Albumina <3,5 mg\dl

______

Antropometria

Ht ______ Admit Wt______ Usual Wt _______ DBW __________

IMC _________ % PMA____________ % Peso perdido ___________

2. < 80% DBW 7. 80% - 90% do peso habitual

3. > 10% de perda de peso 8. 5% - 10% de perda de peso

Alimentação

4. Alimentação Parenteral\ Enteral 9. Perda de apetite <)1\2 tabuleiros)

10. Dificuldade em mastigar ou engolir

11 >.3 dias de NPO, dextrose e\ou líquidos apenas

Problemas relacionados com a nutrição\ Diagnósticos

5. Desnutrição Sépsis12 . Nutrição - problemas de diagnóstico relacionados__________

Úlceras de pressão SIDA

Disfagia\ renal\hepática restictions dieta 13. Colesterol sérico >200 mg/ dl

14. Glicose aleatória >200 mg/dl

15. IMC >27 kg/m^2 mulheres >28 kg/m^2 homens

De momento, não é recomendada qualquer avaliação nutricional adicional

O paciente pode beneficiar de uma avaliação nutricional mais aprofundada e será visto por um médico registado.

Dietista ou técnico de dietética

Nível de cuidados I Cuidados de nível II Cuidados de nível III

Informação do doente

Ordem atual da dieta: ______________________________

Exibido por: ________________________________

Data: ____

5.7 Cálculo das estatísticas vitais:

1) Taxa de mortalidade:

$$MR = \frac{\text{N.º de nados-vivos durante o ano}}{\text{População no meio do ano}} \times 1000$$

2) Taxa bruta de natalidade

$$\text{Taxa bruta de natalidade} = \frac{\text{N.º de nados-vivos durante um ano}}{\text{População no meio do ano}} \times 1000$$

3) Taxa de mortalidade materna

$$RMM = \frac{\text{Número de mortes durante a gravidez}}{\text{Total de nados-vivos durante o ano}} \times 1000$$

4) **Taxa de mortalidade infantil**

$$TMI = \frac{\text{Nº de óbitos com menos de um ano de idade}}{\text{Total de nados-vivos durante o ano}} \times 1000$$

5) Taxa de **mortalidade neonatal**

NMR = Número de óbitos de bebés com mais de 28 dias de idade ×1000

Total de nados-vivos durante o ano

6) **Taxa de mortalidade pós-neonatal**

PNMR= Número de óbitos de bebés com idades compreendidas entre 28 dias e 1 ano ×1000

N.º de nados-vivos

Apêndices

Apêndice 1

Valor normal do exame físico

Sinais vitais:

1. **Temperatura:**
   - Rectal: C = 37,6°, F=99,6°
   - Oral: C = 37°, F = 98,6°
   - Ailla: C = 37,4°, F = 97,6°
2. **Tensão arterial: média 120/80 mmHg**
3. **Frequência cardíaca (batimentos por minuto)**

Idade	Em repouso um velório	Em repouso a dormir	Exercício ou febre
Recém-nascido	100-80	80-160	≤ 220
1 semana - 3 meses	100-220	80-200	≤ 220
3 meses - 2 anos	80-150	70-120	≤ 200
2 - 10 anos	70-110	60-90	≤ 200
11 anos/adultos	55-90	50-90	≤ 200

Apêndice 2

***Nota:**

Para converter libras em quilogramas, dividir por 2,2 (2,2 lb. = 1 kg). Para converter polegadas em centímetros, multiplique por 2,54 (1 in = 2,54 cm) Existem tabelas de percentil de peso e altura para clientes com menos de 18 anos.

Factores de atividade (adicionar estes factores à BEE)

- 0,2 x BEE para um doente que está na cama a maior parte do tempo

-0,3 x BEE para um indivíduo ambulatório e/ou moderadamente ativo

-0,5 x BEE para um indivíduo muito ativo

Factores de lesão (acrescentar estes factores ao BEE)

-0,2 x BEE após a cirurgia

-0,35 x BEE após traumatismo esquelético (fracturas ósseas)

-0,1 - 0,4 x BEE após outros traumatismos

-0,1 x BEE por cada grau (F) de febre

-2,1 x BEE para queimaduras graves

Para a malnutrição proteico-calórica:

Acrescentar uma quantidade para o aumento/crescimento de peso. Isto pode ser 500-1.000 calorias por dia.

Para conseguir perder peso (para um indivíduo com excesso de peso):

Subtrair 500-1.000 calorias por dia para promover uma perda de 1-2 libras/semana.

Estimativa das necessidades diárias de proteínas

-Para um adulto saudável: 0,8 gm x peso corporal em kg

-Para um cliente subnutrido: 1,2-1,5 gm x peso corporal em kg

-Após a cirurgia: 1,0-2,0 gm x peso corporal em kg

-Após traumatismo, queimaduras graves ou fracturas múltiplas: 2,0 gm x peso corporal em kg

Estimativa das necessidades diárias de fluidos

Para adultos médios: 30 mL/kg

Para Adultos com Infeção ou Feridas com Drenagem: 35 mL/kg

Para adultos com insuficiência cardíaca ou doença renal: 25 ml/kg

Apêndice 3

O diagnóstico nutricional

- Diferente do diagnóstico médico
- Identificação de um problema nutricional específico que os profissionais de dietética irão tratar.
- Categorias de diagnóstico nutricional
  - Admissão
  - Clínica
  - Comportamental
- Resumido como declaração PES
  - P: Problema
  - E: etiologia
  - S: sinais/sintomas
- Exemplo de declaração do SPE:
- Problema: consumo excessivo de gorduras
- Etiologia: consumo de alimentos rápidos fornecidos por membros da família 2-3 vezes/semana, como evidenciado por
- S/S: 10% de aumento de peso em 90 dias e aumento do colesterol sérico para 230 mg/dl(Russell 1983)
- **Diagnóstico nutricional:** níveis elevados de gordura e colesterol com possibilidade de obesidade. (Solomons 2008)

Apêndice 4

Lista de possíveis diagnósticos nutricionais

Clínico:	***Comportamental - Ambiental***
Classe: equilíbrio funcional Deglutição dificuldade de mastigação (mastigador) dificuldade de amamentação Alteração da função gastrointestinal ***Classe: equilíbrio bioquímico*** Utilização deficiente da nutrição Alterações laboratoriais relacionadas com a nutrição. Valores Interação entre alimentos e medicamentos Alteração do estado clínico (hiper) Estado clínico alterado (hipo) ***Classe: equilíbrio do peso*** Baixo peso Perda de peso involuntária	***Classe: saber e crer*** Défice de conhecimentos em matéria de alimentação e nutrição Crenças/atitudes prejudiciais sobre temas relacionados com a alimentação e a nutrição Não está preparado para uma mudança de dieta/estilo de vida Desnutrição proteico-energética evidente Ingestão inadequada de energia proteica Diminuição das necessidades de nutrientes (especificar) Desequilíbrio de nutrientes ***Aula: Equilíbrio da ingestão oral*** Ingestão oral inadequada de alimentos/bebidas Ingestão oral excessiva de alimentos/bebidas ***Aula: Equilíbrio entre gorduras e colesterol*** Ingestão inadequada de gorduras Consumo excessivo de gorduras

<table>
<tr>
<td rowspan="2">Excesso de peso / obesidade
Aumento involuntário de peso
Défice de autocontrolo
Padrão alimentar desordenado
Baixa adesão às recomendações relacionadas com a nutrição
Escolha alimentar indesejável
Classe: equilíbrio físico e ambiental
Atividade física excessiva
Incapacidade de gerir os autocuidados físicos
Capacidade reduzida de preparar alimentos/refeições
Má qualidade de vida nutricional
Dificuldade de auto-alimentação
Classe: acesso à segurança alimentar</td>
<td>Ingestão inadequada de gorduras alimentares
Classe: equilíbrio proteico
Ingestão inadequada de proteínas
Consumo excessivo de proteínas
Ingestão inadequada de AAs
Aula: equilíbrio de fibras e CHO
Ingestão inadequada de CHO
Ingestão excessiva de CHO
Ingestão inadequada de tipos de CHO
Ingestão inconsistente de CHO</td>
</tr>
<tr>
<td>Admissão:
Aula: balanço energético calórico
Aumentar as necessidades energéticas
Diminuir a ingestão de energia
Ingestão energética inadequada
Consumo excessivo de energia
Classe: equilíbrio da ingestão de nutrientes
Aumentar as necessidades energéticas
Ingestão inadequada de fibras
Consumo excessivo de fibras
Classe: equilíbrio da ingestão de vitaminas
Ingestão inadequada de vitaminas
Ingestão excessiva de vitaminas</td>
</tr>
</table>

Ingestão de alimentos não seguros Acesso limitado a alimentos	***Classe: equilíbrio da ingestão de minerais*** Ingestão inadequada de minerais Ingestão excessiva de minerais ***Classe: equilíbrio da ingestão de líquidos*** Ingestão inadequada de líquidos Ingestão excessiva de líquidos ***Classe: equilíbrio das substâncias bioactivas*** -Ingestão inadequada de substâncias bioactivas Ingestão excessiva de substâncias bioactivas ***Classe: suporte de nutrientes*** -Ingestão inadequada de nutrição entérica/parentérica -Ingestão excessiva de nutrição entérica/parentérica -Infusão inadequada de nutrição entérica/parentérica

Apêndice 5

Categoria do doente	Energia		Proteína
	kJ/kg	kcal/kg	g/kg
Não hipermetabólico			
Inclui: AVC, colite ulcerosa/doença de Crohn	100-125	25-30	0.8-1
VIH/SIDA, doentes idosos agudos	110-125	26-30	0.8-1
Adultos7 (não gravemente doentes ou feridos, nem em risco de síndroma de realimentação)	100-125	25-30	1-1.5
	100-145	25-35	0.8-1.5
Moderadamente hipermetabólico			
Inclui: pós-operatório (~14 dias), reposição, infeção, temperatura >38°, traumatismo craniano, politraumatismo, TMO, peritonite, queimaduras (10-20% FTB/DPT), exacerbação DPOC	125-145	30-35	1.2-1.5
XRT ou quimioXRT8	≥125	30	≥1.2

Hipermetabólico			
Inclui: queimaduras (>20% FTB/DPT)	145-160	35-40	1.5-2.0
Doença hepática (cirrose, NASH, pós-transplante), Hepatite C.	145-160	35-40	1.2-1.5
Fibrose cística 120-150% das necessidades habituais para a idade/género	105-160	25-40	
Anorexia nervosa / Risco de realimentação *Este é apenas um ponto de partida. Aumentar gradualmente, monitorizando os parâmetros relevantes para a síndrome de realimentação e a sobrealimentação.*	≤4000kJ ou 80kJ/kg		
Renal (IBW = seco ABW se tiver excesso de peso) Fase 3 da IRC: TFG>30; Nefrótica (>3g de proteína urinária/dia), Fase 4 da IRC: TFG<30 Hemo / IPD, CVVHD CAPD (necessidade de contabilizar a glucose do saco em kJ)	100-125 125-146 125-146 125-146	25-30 30-35 30-35 30-35	0.75-1 0.75-1 >1.1 >1.2

Doença grave *Durante a fase aguda e inicial de "refluxo" da doença crítica, uma ingestão elevada de energia pode estar associada a um resultado menos favorável. Este é apenas um objetivo inicial e deve ser titulado para satisfazer as necessidades mais elevadas durante a fase de "fluxo" anabólico.*	105-125	25-30	1.3-1.5

Peso ajustado	**Líquido por**	**OU**
40 - 60kg	1.5-2L	30-35mL/kg, tendo em conta as perdas suplementares através dos esgotos, etc.
60 - 80kg	2-2.5L	**Nota:** deve ter-se algum cuidado com os doentes idosos que possam ter uma função cardíaca/renal reduzida (20-25mL/kg) ponto de partida sugerido para fluidos IV)
>80kg	2.5 -3L	**IA** 2,1-2,6 litros de líquidos por dia para

Apêndice 6

Controlo da frequência de parâmetros específicos

Indicadores	Frequências
Peso	Pelo menos 3 vezes por semana
Sinais/sintomas de edema	Diário
Sinais/sintomas de desidratação	Diário
Ingestão/saída de fluidos	Diário
Ingestão enteral adequada verificar os sinais vitais	Pelo menos 2 por semana
Balanço de azoto: tornou-se menos comum	Semanal
Resíduo gástrico	A cada 4 horas

Apêndice 7

Teor de hidratos de carbono, fibra alimentar e valor calórico de alimentos selecionados

FONTE ALIMENTAR	TAMANHO DA PORÇÃO	CHO (g)	FIBRA DIETÁRIA (g)	TOTAL KCAL
Doces concentrados				
Açúcar				
Granulado	1 colher de chá	4.2	0	16
Em pó	1 colher de chá	2.49	0	10
Bordo	1 colher de chá	2.73	0	11
Mel	1 colher de sopa	17.3	0	64
Xarope				
Milho rico em frutose	1 colher de sopa	14.44	0	53
Bordo	1 colher de sopa	13.42	0	52
Compotas e conservas	1 colher de sopa	13.77	0.2	56
Bebida gaseificada,	12 oz	35.18	0	136
Doces Skittles	1 pacote (1,8 oz)	46.42	0	205

Pastilhas de fruta Starburst	1 pacote (2,07 oz)	48.72	0	241
Twizzlers	4 pedaços de um pacote de 8 onças	35.88	0	158
Produtos de pastelaria Brownie	1 quadrado (1 oz)	18.12	0.6	115
Bolacha de manteiga	1 média (1 oz)	19.53	0.2	132
Dougtazed	1 médio (3 polegadas de diâmetro)	22.86	0,7	192
Fruta				
Maçã , crua com pele	1 médio (3 polegadas de diâmetro)	25.13	4.4	95
Damascos secos, sem adição de açúcar	½copo	27.69	3.2	108
Banana	1 médio (7,5 a 7 ⅞ polegadas de comprimento)	26.95	3.1	105

Cerejas , doces, cruas	15 camisa de noite	19.69	2.6	77
Laranja	1 médio (2⅓ polegadas de diâmetro)	17.56	3.1	69
Ananás	1 fatia (3 ½ polegadas de diâmetro ou 3\4 polegadas de espessura)	11.02	1.2	42
Morangos	10 médias (1 1\4 polegadas de diâmetro)	9.22	2.4	38
Legumes				
Espargos cozidos	½copo	3.7	1.8	20
Feijão frade	½copo	20.18	5.7	112
Brócolos, Cocados	½copo	5.6	2.6	27
Cenouras cruas	½ chávena de chá picado, cru	6.13	1.8	26
Com, doce, amarela, em forma de galo	½cup , cortar	15.63	1.8	72

Folha de feijão verde, cru	½copo	4.92	2	22
Alface, folha verde, crua	1 chávena de chá ralado	1	0.5	5
Batata, com pele, cozida	1 médio (2 1'4 a 3 ¼ polegadas de diâmetro)	36.59	3.8	161
Batata, doce, cozida	1 médio (2 diâmetros, 5 polegadas)	23.61	3.8	103
Abóbora , verão	½ chávena de fatias de galo	3.41	1	17
Tomates, vermelhos, crus	½médio (2 ¾ polegadas de diâmetro)	2.39	0.7	11

Teor de hidratos de carbono, fibra alimentar e valor calórico de alimentos selecionados - continuação

SURTO ALIMENTAR	TAMANHO DO SERVG	CARB OHYDRTE (g)	FIBRA DIETÁRIA (g)	TOTAL DE QUILÓMETROS
Produtos lácteos				
Desnatado	1 chávena	12.15	0	83

2%	1 chávena	13.5	0	138
Inteiro	1 chávena	11.03	0	146
Queijo Cheddar	½copo	0.72	0	228
Cottage, 2% de gordura de leite	½copo	4.14	0	97
Produtos de cereais				
Pão Trigo	Eu corto	14.34	1.2	78
Branco	Eu corto	12.6	0.7	66
Centeio	Eu corto	15.46	1.9	83
Cereais (secos) Com flocos	1 chávena	22.20	0.3	101
Arroz tufado	1 chávena	12.57	0.2	56
Trigo ralado	1 chávena	39.89	6.1	172
Cereais (cozinhados) Grits, milho, cozinhados com água	1 chávena	37.39	2.1	182
Farinha de aveia, cozinhada com água	1 chávena	28.08	4.0	166

Trigo, cozido com água	1 chávena	33.15	3.9	150
Bolachas , salgadinhos	5	11.03	0.4	62
Massa cozida	1 chávena	39.07	6.7	176
Arroz Castanho	½ chávena, cozida	22.39	1.8	108
Branco	½ chávena, cozida	26.59	0.3	121

Gordura na porção de alimentos

Fonte de alimentação	**Tamanho da dose**	**Teor de gordura (g)**
Gorduras		
Manteiga ou margarina	1 Torneiras	11
Requeijão	1 Torneiras	10
Maionese	1 Torneiras	11
Molho Salas	1 Torneiras	7
Legumes		
Brócolos	½copo	Traço
Cenouras	½copo	Traço

Batata cozida	1	Traço
Fruta		
Apple	1	Traço
Banana	1	Traço
Sumo de fruta	1 chávena	Traço
Laranja	1	Traço
Pão e cereais		
Pão de forma	1	Traço
Muffin	1 meio	6
Arroz ou massa	½copo	Traço
Lacticínios		
Queijo americano	2 oz	
Queijo cheddar	1½ oz	
Iogurte congelado	½copo	
Gelado	1\3 chávena	
Leite com baixo teor de gordura	1 chávena	
Leite magro	1 chávena	
Leite gordo	1 chávena	
Ovos, peixe, carne e frutos secos		
Bolonha (2 fatias)	1.oz	16
Ovo	1	5
Peixe	3 oz	6
Carne de vaca moída	3 oz	16
Carne de vaca magra	3 oz	6

Aves de capoeira (1\3 chávena)	3 oz	6
Frutos secos (1\3 chávena)		
Outros	1 oz	22
Dinamarquesa	1 meio	13
Batatas fritas	1 chávena	8

Apêndice 8

Troca de grupos alimentares

Grupo de alimentos	troca
Grupo do amido: (Uma troca fornece 80 Kcal e 15 gramas de hidratos de carbono, 3 gm de proteína, 0-1 de gordura e é equivalente a):(Rivki et al. n.d.)	Uma fatia de pão torrado branco ou castanho (30 g) - Branco ou castanho.1/4 Kubuz árabe (30gm) - 1/4 de barata indiana (com baixo teor de gordura) (30gm) - 1/2 pão de forma médio ou pão de cachorro-quente (30 g) - Um chapatti pequeno de 15 diâmetros (30 gm) - 1/2 chávena de flocos de milho ou flocos de farelo - 1/3 chávena de arroz cozido ou fervido / Coscous - 1/3 de chávena cozida ou fervida: Macarrão, massa ou noodles - 1/2 chávena de chá cozido ou fervido: Favas, Lentilhas, Ervilhas, Favas brancas Feijão, Aveia, Jareesh, Harees, Sêmola, Bulgur, Freeka - Uma bolacha de farelo (witabiex) ou 11/2 Shaboora sem açúcar - Uma batata pequena cozida ou assada (90 gramas) - 3pcs Flafel de tamanho médio - 3 chávenas de pipocas
Grupo dos produtos hortícolas (Uma troca fornece 25 Kcal, 5 gramas de hidratos de carbono, 2	- uma chávena crua ou ╜ chávena cozinhada dos seguintes vegetais: Medula óssea, cenouras, frescas e enlatadas, tomates, abóbora

gramas de proteína, 0 gm de gordura e é equivalente a):	vermelha ou verde, oviposição (METTLER 1982) Cogumelos, pimentão, rabanete, raiz de beterraba, acelga, feijão verde, couve, cebola e cebolinha, quiabo, brócolos, couve-flor, pepino, alface, espargos, espinafres, malva-dos-judeus, outros vegetais de folha verde
Grupo das carnes (carnes magras): (Uma troca fornece 55 Kcal, 7 gramas de proteína, 3 gramas de gordura, 0 gramas de hidratos de carbono e é equivalente a):	- 30 gramas (tamanho de dois dedos) de frango, peixe ou carne desossados e sem pele - 30 gramas de queijo branco magro ou queijo cheddar - 2 colheres de sopa (40 gramas) Labnah com baixo teor de gordura - 1/4 chávena de queijo fresco - Uma colher de sopa (15 gramas) de manteiga de amendoim - Um ovo cozido - 2 claras de ovo cozidas (grupo das carnes muito magras)
Grupo de frutos: (Uma unidade fornece 60 Kcal, 15 gramas de hidratos de carbono 0 gm proteína, 0 g de gordura, e é equivalente a): **Frutos frescos:**	- Uma maçã, uma laranja, uma pera ou um pêssego de tamanho médio - Banana média, ou Manga ou Romã - 2 tangerinas médias ou figos - 4 alperces ou ameixas de tamanho médio - 5 tâmaras frescas de tamanho médio - 12 uvas médias ou cerejas - Uma chávena (cubos) de melão doce, papaia ou ananás

	- 1= chávena (cubos) de melancia ou morangos
Óleos e gorduras: (Uma troca fornece 45 Kcal, 5 gramas de gordura e é equivalente a):	- Uma colher de chá de azeite, óleo de milho, óleo de girassol ou óleo de canola - Uma colher de chá de óleo de coco, óleo de palma, manteiga, margarina ou Maionese - Uma colher de sopa de molho para salada ou 2 colheres de sopa de molho para salada com baixo teor de gordura curativo - 8 azeitonas médias em pickle - 6 castanhas de caju ou amêndoa de tamanho médio - 2 colheres de chá de sementes - 15 amendoins médios - Duas colheres de sopa de coco em pó - 4 metades de nozes - 2 colheres de chá de tahini ou pasta de sésamo - 2 colheres de sopa de abacate (1 oz)
Grupo do leite (leite desnatado): (Uma troca fornece 90 Kcal e 12 gramas de hidratos de carbono 8 gm de proteína, 3 gm de gordura e é equivalente a):	- Uma chávena (240 ml) de leite magro - Uma chávena (240 ml) de bebida Laban desnatada - = chávena (180 ml) de iogurte desnatado
Nota: - Uma chávena = 240 ml, 1 colher de sopa (Tbsp.) = 15 ml, 1 colher de chá (Tsp.) = 5 ml	

Referências

Wessel JJ, Samour PQ. Cardiologia. In: Samour PQ, King K, eds. Handbook of Pediatric Nutrition (Manual de Nutrição Pediátrica). 3ª edição. Sudbury, MA: Jones and Bartlett Publishers Inc.; 2005:407-420.

Goodin B. Nutrition issues in cystic fi brosis (Questões nutricionais na fibrose quística). Pract Gastroenterol. 2005;27(5):76-94. - Woolridge NH. Doenças pulmonares. In: Queen PM, King K, eds. Handbook of Pediatric - Nutrition. 3ª edição, Sudbury, MA: Jones and Bartlett Publishers, 2005:307-350.

Academia Americana de Pediatria. Comité de Nutrição. Energia. In: Manual de Nutrição Pediátrica. - 2004:241-259.

Instituto de Medicina. Comité de Alimentação e Nutrição. Energia: Dietary Reference Intakes for energy, - carbohydrate, fiber, fat, fatty acids, cholesterol, protein, and amino acids (macronutrients). 2005:21-37.

Instituto de Medicina. Comité de Alimentação e Nutrição. Energia: Dietary Reference Intakes for energy, - carbohydrate, fiber, fat, fatty acids, cholesterol, protein, and amino acids (macronutrients). 2005:107-264.

Burlew, Clay Cothren. 2014. *Dieta e Nutrição em Cuidados Críticos*.

Carr, Susan, Nigel Unwin, e Pless-Mulloli. 2007. "An Introduction to Public Health and Epidemiology". *Nature Nanotechnology* 5(7):192.

Charney, Pamela. 2016. *Coleção de práticas de nutrição e dietética: Avaliação nutricional*.

METTLER, A. E. 1982. *Infant Formula*. Vol. 71.

Rivki, Muhammad, Adam Mukharil Bachtiar, Teknik Informatika, Fakultas Teknik, e Universitas Komputer Indonesia. n.d. *No 主観的健康感を中心とした在宅高齢者における* 健康関連指標に関する共分散構造分析Title.

Russell, R. M. 1983. "Padrões antropométricos". *The American Journal of Clinical Nutrition* 37(4):683-84.

Solomons, Noel W. 2008. *Iron Deficiency and Other Nutrient Deficiencies (Deficiência de Ferro e Outras Deficiências de Nutrientes*). Vol. 113.

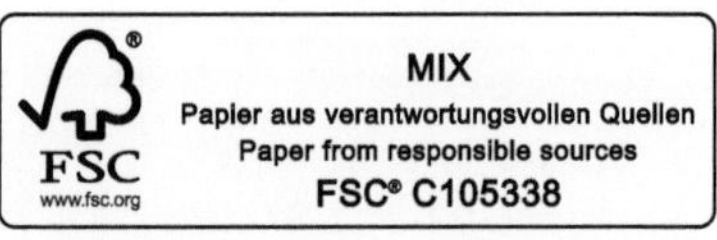

Printed by Books on Demand GmbH, Norderstedt / Germany